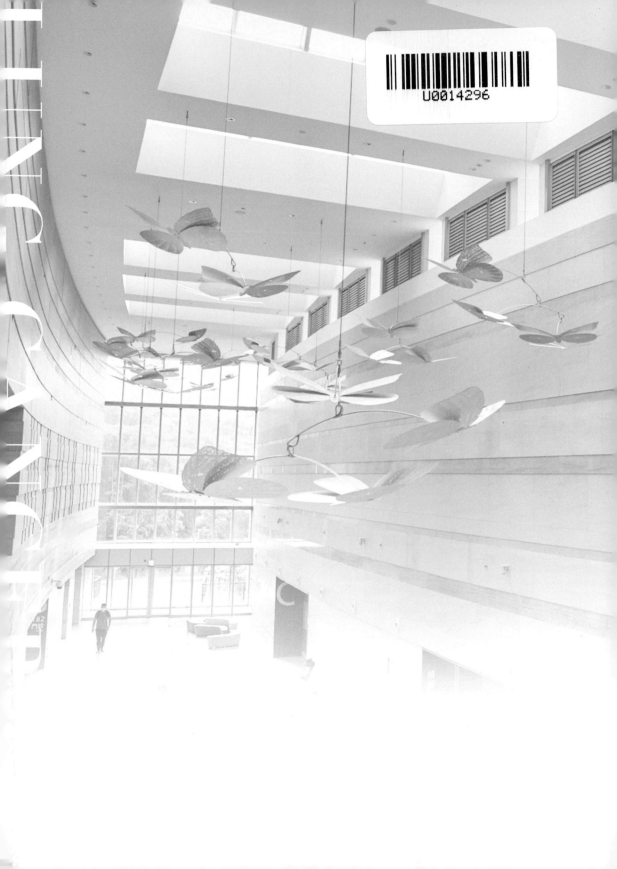

最強臺大肺癌團隊傳授 6 階段抗癌計畫

完全解析

肺癌

診治照護全書

【最新增訂版】

總策畫 ■ **余忠仁**（臺大醫院新竹臺大分院院長）

作者群 ■ **34 位臺大醫院肺癌** 多專科診療團隊

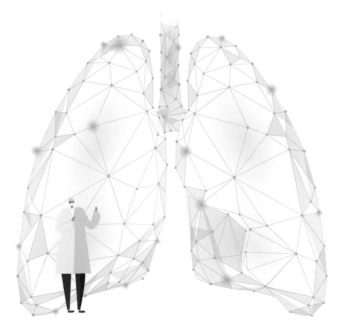

h₂O 原水文化

PART2 坦然面對肺癌——就醫前的心理準備

PART5 有助提升生活品質及延長壽命—— 晚期肺癌的治療

PART6 **維持良好生活品質——**
改善皮膚副作用、飲食照顧與運動建議

【前言】
精準判斷分期，才能有效制定治療方針

■ 楊志新（臺大醫院癌醫中心分院院長）

由於肺癌多年來已經成為所謂的「新國病」，而其病情變化多端，非常複雜，因此必須經過完整的檢查後，才能正確判斷期別，也才能制定正確的治療計畫。

第一期和第二期的治療方針是進行手術；第三期則比較複雜，除了手術，尚有放射線和化學同步治療加上免疫治療；而第四期的病友占所有肺癌病友的一半左右，治療選擇有標靶治療、化學治療和免疫治療。

肺癌一般分為兩大類：小細胞肺癌和非小細胞肺癌。而其中的非小細胞肺癌又可分為兩種：肺腺癌和鱗狀細胞肺癌。

手術治療的部分會直接於本書中介紹外，本文將整體說明不同期別肺癌的治療方式，尤其是目前治療中常見的標靶治療，以及不同期別都可能會使用到的化學治療，讓讀者能在翻開本書時先有概念後，在細讀書中各個章節時，更能吸收和了解，進而建立良好的醫病溝通關係。

肺癌的 4 大特色

- 在全世界都是好發率和死亡率最高的癌症。
- 五、六成以上發現時都為晚期肺癌。

- 非常容易轉移。

- 病程不易預測，因人而異，有人進展速度很快，有人非常慢。

在臺灣無論男性或女性，肺癌一直都是癌症死亡原因的第一位，以往認為首要的致病原因是因為抽菸，但近些年抽菸率一直下降，肺癌發生率不降反升，顯示肺癌致病的原因很多，因此，**目前肺癌病友仍以不吸菸者為多。**

肺癌和其他癌症最大的不同是，肺腺癌有較多的標靶治療藥物可使用，這點和肺腺癌的生物特性有關。 標靶治療有效的關鍵在於，身上絕大部分的癌細胞必須被同一致癌路徑所控制，標靶治療才能產生效果，但其他癌症病友身上的癌細胞通常有多條不同的致癌路徑，導致其他癌症的標靶治療必須合併化學治療，才能獲得加強之療效。

然而，令人振奮的是，和二十年前相比，現在透過早期篩檢早期發現，第一期病友的人數增加許多，相對於這些病友的存活率高，整體的總存活率也自然提升。

另外，若單獨比較第四期的五年存活率，依照國健署的資料顯示大約是 6 ～ 7％，儘管不高，但仍比以前進步許多，若是使用表皮生長因子受體（EGFR）抑制劑的標靶藥物治療的病友，依不同醫院的資料顯示，五年約有 30 ～ 50％不等的存活率。

肺癌的第四期治療是關鍵

由於肺癌第四期的治療是一大重點，以下分別將肺腺癌、鱗狀細胞肺癌和小細胞肺癌三大類分別說明，同時參見第 20 頁的「肺癌治療基本 SOP 流程圖」，就能大致了解肺癌的治療輪廓。

◎ 確認轉移部位很重要

　　肺癌第四期是指已經出現肺部其他部位或腦部、骨頭、肝臟、腎上腺等肺部以外轉移者，如何確診轉移部位相當重要。經過電腦斷層、正子造影等檢查，臨床上可以大致判讀為肺癌轉移，若沒有很大的把握，且判讀可能影響期別治療，就建議轉移處也需要採檢確認。

　　例如只有肺部一小顆結節，肝臟部位有一小顆腫瘤，那必須先確定肝臟部位是否有可能是其他原發的腫瘤或良性血管瘤等問題，而非肺癌轉移到肝臟。因為，沒有轉移的第一期肺癌和有轉移的第四期肺癌治療分針大不同，確診及正確的分期、是否為肺癌轉移？這些判斷都對後續的治療非常重要。

　　接著，就要確認到底是轉移到身體哪些部位？以腦部來說，**腦轉移**往往會出現一些神經症狀，例如頭痛、肢體無力等，通常和中風的症狀非常類似，若確診為腦部轉移，就必須先處理腦部轉移及相關的症狀。

　　骨轉移也是同樣情形，如果骨轉移已經嚴重到幾近骨折的狀態，就需要緊急處理；如果嚴重到壓迫脊髓，則可能出現一些神經症狀，如半身不遂，若沒立即處理，可能會導致永久的後遺症，甚至無法恢復，即使後續的癌症治療效果良好，也可能影響病友的生活品質。

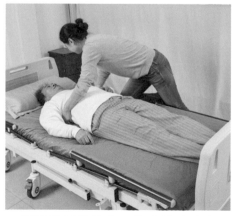

▲ 嚴重的骨轉移有可能會導致病友下半身不遂，影響後續的治療效果。

　　肺內轉移若出現胸水量過多，也會導致病友呼吸急促；**心包膜的轉移**則常引發心包膜的積水，積水量多時會影響心臟的跳動和收縮功能，可能會出現立即的生命危險。

　　上述這些危及生命的症狀必須靠局部的治療才能緩解，以免影響身體機能的運作。

◎ 小細胞肺癌的治療

　　大部分小細胞肺癌都和抽菸相關。小細胞肺癌的治療方式和非小細胞肺癌完全不同，第四期的小細胞肺癌主要的治療方式是化學治療加上免疫治療，目前仍然沒有適用的標靶治療，這點仍需醫療團隊繼續努力研究。

◎ 鱗狀細胞肺癌的治療

　　鱗狀細胞肺癌和抽菸的相關性最大，但因為同時存有很多基因突變，無法使用單一標靶治療來控制疾病，因此標靶治療的效果有限。

　　目前主要有四種治療方式：

● 第一是如果癌細胞免疫檢查點 PD-L1 表現大於等於 50％，可採用免疫治療。

● 第二是如果免疫檢查點 PD-L1 表現低於 50％就進行化學治療或化學治療合併免疫治療。

● 第三是合併使用兩種免疫治療藥物，PD-L1 免疫檢查點抑制劑及 CTLA-4 免疫檢查點抑制劑。

● 第四是化學治療，鱗狀細胞肺癌的化學治療藥物可以選擇健擇（Gemcitabine）或是紫杉醇（Taxane）加上鉑類（Cisplatin），效果都不錯。

◎ 肺腺癌的治療

① 標靶治療

以第四期的肺腺癌來說，若是癌細胞有基因突變者，接受標靶治療的效果是最好的；但是，隨著標靶治療的時間一久，肺癌細胞原本次要的致癌路徑也會被活化，是導致日後抗藥的原因，這也是標靶治療需要換藥的原因。

從「癌細胞的演化」來看，我們可以想像癌症的生成就像是一棵樹，而肺腺癌的這棵樹，樹幹粗且分枝少，利用標靶藥物直接攻擊樹幹，可以直接抑制癌症的生長，但標靶治療並無法完全砍斷樹幹，雖然能夠控制病情，但仍無法完全根治癌症，以目前臨床上來說，將來的復發率將近是百分之百。

接受標靶治療的病友，如果不採用標靶治療而改以 PD-L1 免疫檢查點抑制劑的免疫治療做為第一線治療或後線治療，根據目前的臨床試驗分析其療效不盡理想。但至今依然有一連串的臨床試驗持續進行中，我們仍需要後續密切觀察這些試驗的結果。

以標靶藥物的治療現況來說，目前美國有 5 類的標靶藥物上市，尚有 3、4 類尚未上市的標靶藥物，經過早期的臨床試驗研究分析，目前臨床效果還不錯。而從肺癌整個治療面來看，這些年的醫療技術確實是已經進步很多了。

每種基因突變其實都內含數十種不同的突變型，有些常見的基因突變已知治療的方式，但其實有些少見的基因突變該如何治療，至今還是未知數。舉例來說，目前已知常見的表皮生長因子（EGFR）突變，其中就包含了數十種的基因變化，例如「外顯子 19 缺陷（Exon 19 deletion）」又可細分成好幾種不同缺陷方式，而「外顯子 20 插入（Exon 20 insertion）」的突變也可分為 34 種，不同的基因突變變化對於標靶藥物治療的效果不盡相同，也因此導致標靶藥物治療的複雜度倍增。

總而言之，並不是測出基因突變，進行標靶治療就一定會有效。一般來說，**標靶藥物對於疾病的控制率大約在 90% 左右，其中 70% 的病友腫瘤在治療後可以縮小，但仍有 10% 對於標靶治療沒有反應的病友**，這些病友仍需要考慮進行化學治療或其他療法。

至於標靶治療的療效時間，根據數據顯示，有些腫瘤在使用標靶藥物期間會長得比較慢，一般而言，治療效果約在 9 ～ 18 個月，少數病友已使用到 1 ～ 5 年以上。

下表為肺腺癌常見的基因突變及其標靶治療的發展現況參考：

基因突變名稱	標靶治療的研發進展
EGFR	臺灣和亞洲人有這個基因突變者約占 40 ～ 60%，所以是一個常會檢測的基因項目，目前已發展到第三代的藥物。
EML4-ALK	這個基因突變者的發生率較低，但因為檢測方法簡單，目前也是常見的基因檢測項目之一。這個基因突變屬於融合型基因突變（融合型基因突變是指上述基因和另一不相關之基因結合，產生之新型蛋白質，此新型蛋白質有很高的致癌力）。今已發展到第三代藥物。

（續下頁）

基因突變名稱	標靶治療的研發進展
ROS-1	這個基因約占 1 ～ 2%，可採用螢光染色法檢測或次世代基因定序法檢測，目前已有上市的藥物可以使用。這個基因突變屬於融合型基因突變。
BRAF	已有上市的藥物可以使用，可採用次世代基因定序法進行檢測。這個基因突變大多屬於點突變。
NTRAK	這個基因突變比例約為 0.2%，也就是說一千個受檢者會有兩個人有這個基因突變，可用次世代基因定序法進行檢測。目前美國已經核准使用相關的標靶藥物，但臺灣尚未核准上市，希望不久的將來也能通過。這個基因突變屬於融合型基因突變。
RET	目前已經有兩個特異性高的標靶藥物，在臨床試驗中看來效果相當有效，但都還未上市；也有其他已上市癌症的標靶藥物可使用，但因為特異性不高，因此效果並不理想。這個基因突變屬於融合型基因突變。
CMET	這個基因突變是基因排序中斷了一截，是一種較為特殊的基因突變。目前有一種上市的標靶藥物，但治療效果並沒有這麼理想，目前有兩個標靶藥物分別在美國和日本核准上市，但臺灣目前尚未核准。
HER2	這個基因在不同的癌症會呈現不同的變異型態，在肺癌是屬於插入式點突變，但在乳癌則是增生；更特別的是，這個突變在肺癌大多屬於插入型的基因突變（基因排序中插入一段核苷酸），如果將乳癌核准用來治療的 HER2 標靶藥物用來治療肺癌，目前看來效果並不好，相關的新藥至今都還在發展當中。
NRG1	目前尚無已經上市的標靶藥物，相關的臨床試驗還在進行中。這個基因突變屬於融合型基因突變，但依其機轉，可用 EGFR 抑制劑治療。
KRAS	這個突變在國外的比例占了 1／4，但在臺灣只有 5%。2019年發現有個新的藥物，對於 KRAS 其中的一個特殊突變 G12C 效果不錯。因此不只要檢測基因突變，更要知道基因突變的變化形態，才能幫助病友的治療。

② 化學治療

化學治療大約在二十年前就已經發展得相當成熟，是癌症治療中重要的一環，但因為早期化學治療的副作用較多，讓病友聞之色變，許多病友一聽到化學治療就擔心害怕，以致被污名化。

然而，時至今日，化學治療的發展也有了長足的進步。尤其肺癌的化學治療相較乳癌等其他癌症來說，毫不遜色，甚至副作用比標靶治療更少。

一般來說，肺腺癌化學治療最常用的藥是白金加上愛寧達（Alimta®），一般是做 4 ～ 6 個療程，時間大約 3 至 4 個月，再加上愛寧達之維持療法。醫師會在治療期間給予預防性的止吐藥物，幫助病友度過這段時間，大部分病友的副作用都可以獲得有效的控制。

肺癌的化學治療對於不吸菸者、做過標靶治療的病友，治療效果都不錯，甚至連七、八十歲年紀較大的病友也可接受化學治療，就有不少採用化療的高齡病友，成效還可以維持相當久的時間。同時，也有證據顯示，化學治療併用免疫治療效果會更好，如果同時可以再加上抗血管新生的標靶藥物，更可提升治療的效益。

肺癌治療基本 SOP 流程圖

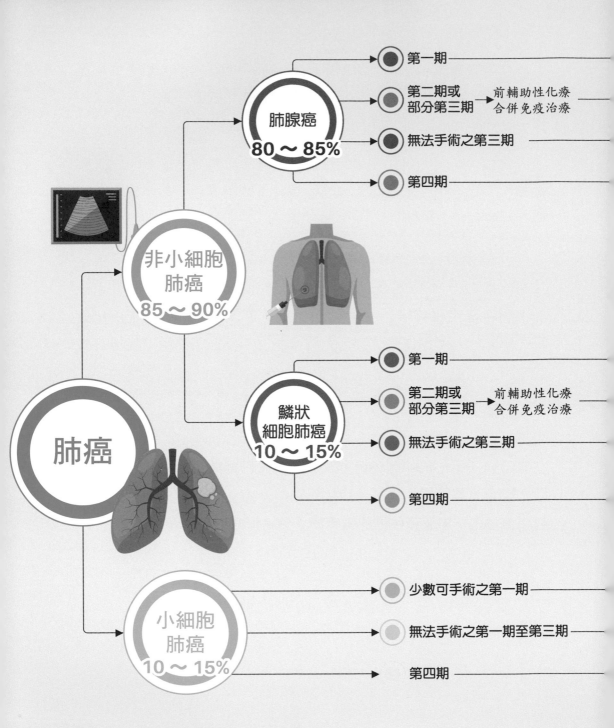

肺腺癌
80～85%

- 第一期
- 第二期或部分第三期 → 前輔助性化療合併免疫治療
- 無法手術之第三期
- 第四期

非小細胞肺癌
85～90%

鱗狀細胞肺癌
10～15%

- 第一期
- 第二期或部分第三期 → 前輔助性化療合併免疫治療
- 無法手術之第三期
- 第四期

肺癌

小細胞肺癌
10～15%

- 少數可手術之第一期
- 無法手術之第一期至第三期
- 第四期

■ 製圖設計：楊志新（臺大醫院癌醫中心分院院長）
楊景堯（臺大醫院胸腔內科主治醫師／臨床副教授）

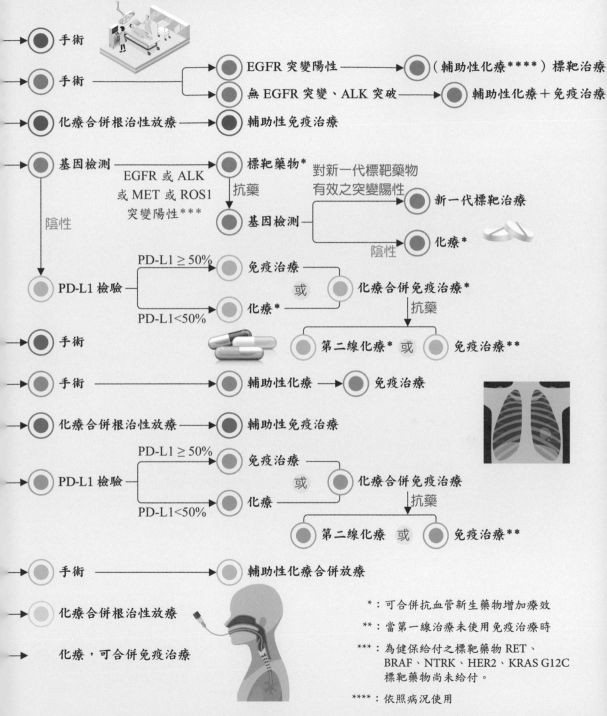

手術

手術 ── ─→ EGFR 突變陽性 ────────→ （輔助性化療****）標靶治療
　　　　　　→ 無 EGFR 突變、ALK 突破 ──→ 輔助性化療＋免疫治療

化療合併根治性放療 ──→ 輔助性免疫治療

基因檢測 ──────→ 標靶藥物*　　對新一代標靶藥物
　　　EGFR 或 ALK　　　　　　有效之突變陽性
　　　或 MET 或 ROS1　抗藥　　　　　　　　──→ 新一代標靶治療
　　　突變陽性***　　　　基因檢測
陰性　　　　　　　　　　　　　　　　陰性　　→ 化療*

PD-L1 檢驗 ── PD-L1 ≥ 50% → 免疫治療 ──
　　　　　　　　　　　　　　　　或　　→ 化療合併免疫治療*
　　　　　　── PD-L1<50% → 化療*　　　　　　　↓ 抗藥

手術　　　　　　　　　　　第二線化療* 或　免疫治療**

手術 ────────→ 輔助性化療 ─→ 免疫治療

化療合併根治性放療 ──→ 輔助性免疫治療

PD-L1 檢驗 ── PD-L1 ≥ 50% → 免疫治療 ──
　　　　　　　　　　　　　　　　或　　→ 化療合併免疫治療
　　　　　　── PD-L1<50% → 化療　　　　　　　↓ 抗藥

　　　　　　　　第二線化療 或　免疫治療**

手術 ────────→ 輔助性化療合併放療

化療合併根治性放療

化療，可合併免疫治療

*：可合併抗血管新生藥物增加療效

**：當第一線治療未使用免疫治療時

***：為健保給付之標靶藥物 RET、
　　　BRAF、NTRK、HER2、KRAS G12C
　　　標靶藥物尚未給付。

****：依照病況使用

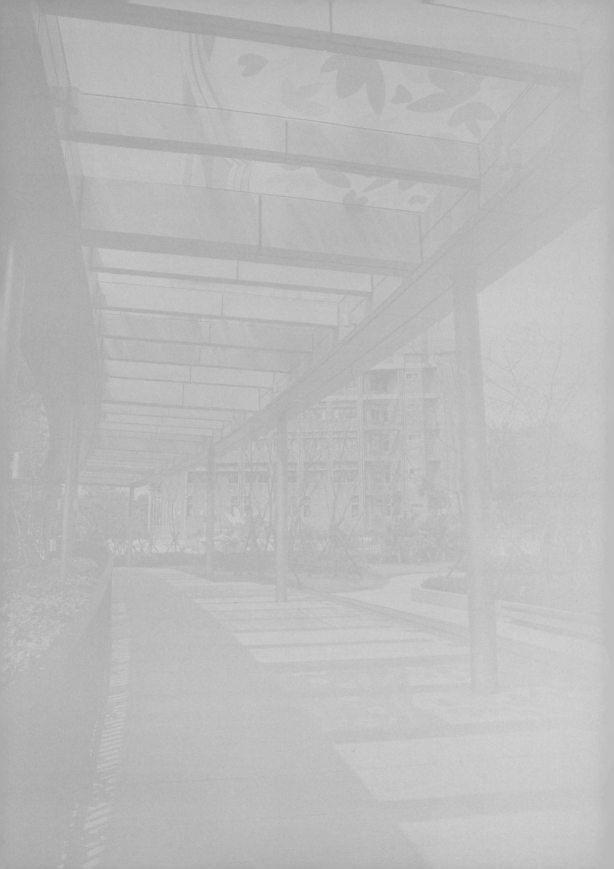

PART1
確診肺癌該怎麼辦？

◆ 深入了解
肺部與呼吸系統的重要性

呼吸作用是人賴以為生的根本。因此，在針對肺癌進行治療之前，若能更了解肺部及呼吸系統，對疾病本身也能有更深一層的認識。

◆ 交給醫師專業判斷
良性或惡性腫瘤

腫瘤的良性與惡性必須由醫師做出專業判斷；對病友來說，最重要的是治療要有效。除了了解腫瘤的相關特點之外，就是相信醫療團隊就對了。

◆ 定期篩檢
才能早期發現肺癌與及早治療

肺癌早期沒有症狀，往往發現後都是晚期，唯有定期篩檢，才能提早發現，提早治療。第一期肺癌治癒率高達九成，定期篩檢，就是對付肺癌最好的方式。

◆ 對肺癌的診治照護
要有充分的認知

讓大家對肺癌有初步的理解，對後續的檢查、治療、照護、就醫、生活改變、飲食習慣、運動……等等層面的影響，才能心裡有底。

◆ 諮詢第二意見
讓病友找到適合的醫療團隊

徵詢第二意見，是希望透過不同的醫療觀點與建議，確認醫師診斷的合理性，避免誤診和延誤病情。最終目的則是為了找到適合的醫療團隊，儘快接受正確的治療。

◆ 臨床試驗
成為治療肺癌的另一種選擇

有 4 個期別和 12 步驟，非常嚴謹，以確保相關藥物或治療可以帶給病友更多療效，更好的新藥物和新治療方式。

人體重要的器官：肺與呼吸系統

■ 徐紹勛（臺大醫院癌醫中心分院副院長）

■ 陳沛興（臺大醫院雲林分院胸腔外科主治醫師）

　　肺，是人體非常重要的器官，最主要功能就是行呼吸作用。呼吸作用是人能賴以為生的根本。因此，在針對肺癌進行治療之前，若能更了解肺部及呼吸系統，對疾病本身也能有更深一層的認識。

（1）呼吸作用——人類得以存活的重要宣示

　　什麼是呼吸？狹義來說，呼吸作用就是指生物細胞利用氧氣，將養分氧化分解，產生能量及水並放出二氧化碳的過程；廣義而言，我們在生活中指的呼吸，即是指人體在肺部進行的氣體交換的過程。我們呼吸的時候，會把氧氣送到身體的細胞，讓身體可以維持運作，並進一步把體內產生的二氧化碳排除。有了呼吸，我們才得以生存於這個世界。

（2）呼吸系統——無聲的交響樂團

◎ 呼吸道

　　呼吸系統可區分為上呼吸道和下呼吸道。其中鼻、咽、喉被歸類為上呼吸道，而氣管、支氣管、肺部則是下呼吸道，上下呼吸道彼此間以會厭及聲帶作為交界（如右圖）。

　　在功能方面，上呼吸道只負責氣體通過，下呼吸道才是呼吸的重要區域。而我們常聽到的上呼吸道感染，就是泛指喉部以上的感

染，包含咽喉炎、扁桃腺炎、中耳炎、鼻竇炎、會厭炎、哮吼等。一般俗稱的「感冒」，則是指由冠狀病毒或鼻病毒等病毒引起的鼻咽部發炎，如咳嗽、流鼻涕、鼻塞即是上呼吸道受影響之症狀。

呼吸系統

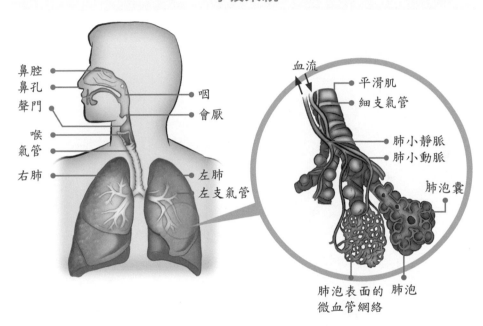

鼻腔
鼻孔
聲門
喉
氣管
右肺

血流
平滑肌
細支氣管
肺小靜脈
肺小動脈
肺泡囊

咽
會厭
左肺
左支氣管

肺泡表面的　肺泡
微血管網絡

▲ 呼吸系統是進行呼吸作用，維持人體生存的重要系統。

◎ 肺部

　　肺部位於脊椎、肋骨及胸骨包圍而成的胸廓中，是呼吸系統的主要器官，分成左肺和右肺。右肺有上葉、中葉及下葉三個肺葉；而左肺則有上葉及下葉兩塊肺葉。左肺靠近心臟，體積比右肺要小一些。外型成圓錐形，被心臟及縱膈腔內的構造所分開，表面有稱為肋膜的結構。

　　肋膜分成二層，外層胸膜壁層附著在胸腔壁；內層胸膜臟層則附著於肺部上方（**胸膜壁層就像是房間的壁紙，而胸膜臟層就像是一個放在房間內的巨大的塑膠袋，袋中包著肺臟**）。二層之間則為肋膜腔，肋膜會分泌肋膜液於其中，具有潤滑、緩衝的作用。靠著層層的保護，避免肺臟在每日不斷的運動中磨損受傷。

呼吸是由自主神經控制

吸氣

呼氣

胸腔擴大
肋間外肌收縮

膈肌

膈肌收縮

胸腔恢復
肋間外肌舒張

膈肌舒張

▲ 呼吸是由自主神經控制，我們不用擔心會「忘記呼吸」，但是我們可以利用各種方式鍛鍊，增加呼吸的深度與廣度，達到促進健康的目的。

　　肺臟在胸廓之內，就如同一個氣球一樣。當吸氣的時候，肋骨向外而橫膈向下牽引，胸腔空間因此變大，肺因此膨脹，空氣就在此時得以進入。當吐氣的時候，肋骨向下而橫膈回彈，空間也因此縮小，肺部的空氣也因此被擠出。

整個呼吸運動，就是靠著呼吸肌的協調、收縮來達成，而這個過程大多都是靠著自主神經控制，因此人們從不需擔心在緊張或是睡覺時「忘記呼吸」。自主神經，就像是個忠實的指揮，指揮著有如交響樂團般巨大的呼吸系統，在不知不覺中，不停的供給人體所需。

◎ 氣管、支氣管與肺泡

肺臟雖然在外觀與作用上，像是個大氣球，但內部的構造，卻有如海綿，柔軟而富有彈性。氣體在進入下呼吸道後，會先進入氣管。氣管在肺內呈現樹枝狀分布，由主氣管開始，分成支氣管和細支氣管，愈來愈細，而末端有著非常多的小氣囊，稱作肺泡。

氣管、支氣管、肺泡和橫膈膜

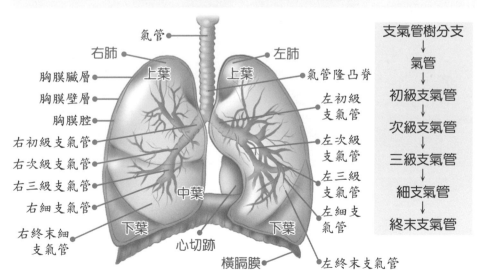

支氣管樹分支
↓
氣管
↓
初級支氣管
↓
次級支氣管
↓
三級支氣管
↓
細支氣管
↓
終末支氣管

▲氣管、支氣管、肺泡和橫膈膜是呼吸過程中的主角，尤其肺泡是氣體交換的地方，更顯重要。

而我們之前所提到的呼吸作用，正是在此發生。肺泡周圍會包圍著滿滿的微血管，當我們吸氣的時候，氣體會進入並抵達下呼吸道的最末端，也就是肺泡。作用發生時，人體代謝後的二氧化碳與吸氣所帶來的氧氣，會於肺泡中藉著擴散作用，互相交換。而接下來，血液內的血紅蛋白，將帶著氧氣到達全身，二氧化碳則藉著吐氣，排出體外。

香菸對肺部的殺傷力——肺氣腫與慢性阻塞性肺病

香菸對人體最大的危害，就是影響前面所提的下呼吸道。其產生的煙霧會讓支氣管等部位持續發炎，進而使肺組織結痂，也會使支氣管變得狹窄，讓痰的排出更加困難；長期下來，吸入的空氣進入肺部後，甚至會無法完全排出，形成氣泡，壓縮了新的空氣進入的空間，而這種變化，就稱為**肺氣腫**。

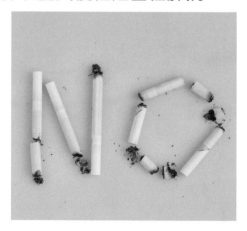

當症狀加劇之時，常常可觀察到肺功能愈來愈差，甚至呼吸的時候都能夠聽到「咻！咻！」的喘鳴聲，久而久之，就很容易於下呼吸道產生**慢性阻塞性肺病**等不可逆的影響，即使戒菸後，這些不可逆的傷害依然存在，成為產生肺部病變的不定時炸彈。不過，只要早一日戒菸，傷害就會少一分。

（3）肺——人體的守門員

　　肺部在人體的免疫功能中，也扮演相當重要的角色。當進行呼吸作用時，除了氣體交換，呼吸道還能發揮過濾功能，替人體抵禦許多外來有害物質，進而幫助身體維持健康。比如說呼吸系統中的上皮細胞會分泌免疫球蛋白、蛋白酶、活性氧和活性氮等免疫物質，還有黏膜組成的淋巴組織，都可以將進入的氣體中的病毒、細菌還有細微粒子等物質處理掉，減少呼吸道受到感染的機會。

　　然而，如果對於外來物反應過當，產生過於激烈的反應，就是我們俗稱的過敏，如常見的氣喘、花粉熱皆是類似的原因。這道理就如同作戰時，原本只需要一千人對抗敵人，而指揮官卻動用了一萬人，在消滅敵人後，多出來的軍隊反而成為亂源，到處破壞，反而造成自身的傷害，所以在呼吸道的免疫作用過與不及，都可能造成不良的影響。

　　不過，近年來，空氣污染中常見的微懸浮粒子PM2.5，指的就是極小微粒的粒子。PM 代表的是懸浮微粒（Particulate Matter）的縮寫，2.5 則是表示微粒的粒徑，單位是微米（μm），因此，PM2.5 就是粒徑小於 2.5 μm 的懸浮微粒。

　　人體呼吸道的黏膜跟纖毛通常可以阻絕、排除外來物，但當粒子過於微小，將可直接進入氣管、支氣管，直達呼吸道深處。根據顆粒大小，可能導致人體器官的不同危害，例如呼吸道疾病、癌症、新生兒低體重、心血管疾病，成為肺部疾病的主要成因之一。

各種懸浮微粒的特性

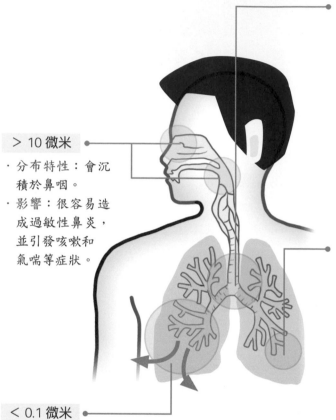

2.5 ～ 10 微米

· 分布特性：會沉積
　於上部鼻腔，以及
　深呼吸道。
· 影響：導致纖維麻
　痺、支氣管黏膜過
　度分泌，讓黏液腺
　增生，引起可逆性
　支氣管痙攣，抑制
　深呼吸，且會蔓延
　至細小支氣管道。

＞ 10 微米

· 分布特性：會沉
　積於鼻咽。
· 影響：很容易造
　成過敏性鼻炎，
　並引發咳嗽和
　氣喘等症狀。

＜ 2.5 微米

· 分布特性：10％左
　右沉積於支氣管，
　另外 20 ～ 30％沉
　積於肺泡。
· 影響：容易形成慢
　性支氣管炎、細支
　氣管擴張、肺水
　腫，或支氣管纖維
　化等症狀。

＜ 0.1 微米

· 分布特性：沉積於肺泡組織內。
· 影響：促使肺部之巨噬細胞明顯
　增加，形成肺氣腫並破壞肺泡。

良性腫瘤與惡性腫瘤的差異

■ 郭順文（臺大醫院胸腔外科主治醫師）

　　臨床上，腫瘤屬良性或惡性特徵，必須實際經由醫師檢查後，由影像加上實際檢體才能進一步做出判斷，但準確率大概在六、七成左右，雖然和一般人所認知的準確率有些差距，但實際上這些科學依據對病情就已經很有幫助了。

　　對病友來說，最重要的是透過治療能達到改善病情的功效；對醫師而言，檢查結果是治療依據的重要參考，所以只要治療確實有成效，六七成的準確率是可以接受的。

　　本文會說明良性與惡性腫瘤的相關特點與例外，讓讀者進一步認識肺癌，更重要是希望病友能信賴專業的醫療團隊，配合後續的癌症療程，重獲健康。

(1) 惡性與良性腫瘤交互存在，變化多端

　　惡性腫瘤的惡性特徵，原則上是指細胞邊緣不完整、有呈現放射狀的病兆，然而，屬於良性腫瘤的結核菌也可能呈現一樣的形狀，因此無法一概而論，特例太多了。

　　判斷腫瘤究竟是良性或惡性，必須從影像加上實際檢體病理兩者都確認後，才能做出正確的判斷。同時，如果是惡性腫瘤自然需要進行後續的治療，但縱使是良性腫瘤也不能掉以輕心，必須定期追蹤、檢查，以免產生其他更不好的變化而不自知，延誤治療。

良性腫瘤與惡性腫瘤從細胞的層次來看，顧名思義，良性腫瘤就是沒有惡性的細胞組織，反之就是惡性腫瘤。

尤其惡性腫瘤，大家很容易以「尺寸大小」來推論是否就是惡性腫瘤，以及認定病情的嚴重程度，這其實是一種迷思。臨床上來看，**腫瘤大，不一定是惡性；腫瘤小也不一定是良性；有持續生長也不一定是惡性，大小沒有變化者也不一定是良性。**

總之，**惡性與否還是要看有沒有惡性細胞的存在。**因為，臨床上來說，也常常見到五、六年間腫瘤可能變化很小，甚至都沒什麼變化，直到切除下來才確認是惡性腫瘤的情形出現。而所謂的「毛玻璃病變」，就是其中常見處於良性、惡性之間的灰色地帶的狀況，這也是為什麼需要持續觀察、追蹤的主要原因了。

這個狀況在我們做相關檢查時就非常明顯。一般肺癌要確診，除了進行胸部 X 光、電腦斷層、正子造影等影像檢查外，也都必須進行切片檢查、胸部超音波導引穿刺，或是支氣管鏡等可以採集到檢體以進行病理診斷的檢查，才能做出正確率最高的診斷。

當然，也可能由於檢體本身的問題，或是切除的位置有問題、失準了，沒採集到最關鍵的地方；甚至檢驗人員或醫師本身判讀的經驗問題，而導致錯誤診斷，進而使正確率下降，這些情形都可能存在。

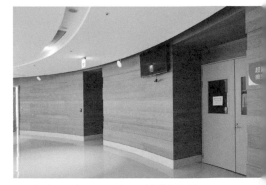

▲ 肺癌病友透過病理診斷的檢查，可以做為後續治療重要的參考值。

舉例來說，一個切片檢查採集到的檢體，檢驗結果和我們從影像檢查以及其他檢查結果研判的不一樣，如果以為是惡性腫瘤，結果卻是良性的，這時候很可能就是檢體採集有問題了。

於是就可能產生了這樣的結果——因為切片檢查、超音波導引穿刺或是支氣管鏡等採集檢體都是以針刺方式進行，採集的檢體體積較小，檢驗出來的結果雖然客觀，但還是有失真的可能性。所以，**最新趨勢是直接以手術方式進行切片檢查，也就是改採檢查與治療二合一，如此一來，手術切下來的檢體範圍大，關鍵部分不會錯失，再去做病理分析，自然正確率就更高了。**

（2）由醫師專業判斷，訂出最佳治療計畫

造成呼吸道良性腫瘤的成因很多，較常見的第一個因素，來自空氣污染造成呼吸道碳粒沉積所導致；第二個因素，是因肺結核菌或是黴菌等疫病感染所造成；第三個因素，是身體自身基因變異造成，只是沒有達到惡性的地步。進一步解析發現：

● **第一種良性腫瘤**：也就是空氣污染的碳粒沉積多半會發生在比較下肺葉的地方，形狀多趨近於多角形，而非球型。至於是否多角形，則必須從不同角度的影像去評估才準確。

● **第二種良性腫瘤**：亦即肺結核菌及黴菌等疫病的感染性病灶，則會分成正在感染或是慢性病灶兩種。如果是前者，通常會在主病灶旁邊出現圓形小點。但是，惡性腫瘤也可能會長成類似的形狀，如果是後者，則會呈現纖維化的線條，也會比較硬化、甚至鈣化。

對肺部來說，鈣化一般都是良性的結果比較多。不過要強調的是，對其他癌症來說，鈣化反倒可能是惡性的徵兆之一，這也顯示了腫瘤的變化多端。同時，在肺部良性的鈣化現象中也可能會有一些骨化的惡性腫瘤，臨床上來看，兩者的比例大約在 7：3 之間。

● **第三種良性腫瘤**：也就是關於自身基因變異的部分，共通特性是邊緣都非常的光滑；但是，有些低度惡性的腫瘤，因為侵略性不高，所以外形也會長成光滑狀，和呈現突刺狀，卻同樣也是低度惡性腫瘤的毛玻璃病變就長得不一樣，因此就容易讓人混淆而分辨不出來了。

另外，以肺腺癌來說，惡性腫瘤的變化就非常廣泛，可能有毛玻璃病變等介於惡性與良性腫瘤之間者，或是低度惡性腫瘤（*細胞在病理分析上屬於惡性，但危害程度沒有那麼大，例如類癌*），不只治療上比較清楚明瞭，預後也比較偏向良性腫瘤；但也有「癌性重大」會到處轉移者。

這就是肺癌治療上為難之處，其變化萬千、例外多多、無法盡數，異常複雜。也因此，每位病友的治療計畫都必須是「精準治療」，否則就會「失之毫釐，謬以千里」，延誤治療事小，如果導致病情更嚴重就非常危險了。因此，我們在**為病友研討相關的訂定治療計畫時，都是謹慎小心，並且讓身負重任的個管師居中協助病友及家屬，與醫療團隊共同討論並制定出專屬於每位病友獨有的治療計畫，以期達到最佳治療效果。**

認識肺癌

■ 余忠仁（臺大醫院新竹臺大分院院長）

　　國人對肺癌的印象總還是停留在「肺癌是一種死亡率非常高的癌症」。近年來，不論男性或女性的癌症發生率，肺癌都位列第 3 位，男性僅次於大腸癌和肝癌，女性僅次於乳癌和大腸癌。但在癌症死亡率排行榜中，肺癌長年高居第 1 位。由此可見，肺癌對國人健康的威脅是遠高於其他癌症，一旦罹患肺癌，即刻讓病友和家屬都籠罩在巨大的死亡恐懼陰影下。

　　本文就從早期症狀、致病原因、肺癌的種類、基因突變或其他疾病的影響等四個面向深入探討，讓大家能對肺癌有正確認知，也能依據病友的身體狀況與原有的疾病，選擇適當的治療方式與後續評估，這是建立肺癌治療計畫當中很重要的一環。

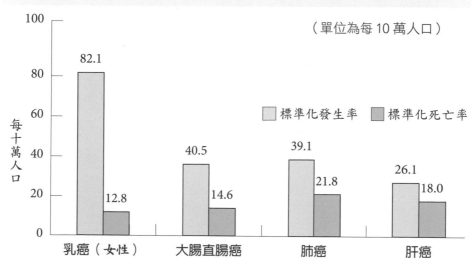

民國 109 年臺灣前四大癌症的發生率與死亡率比較圖

（單位為每 10 萬人口）

標準化發生率　標準化死亡率

每十萬人口

乳癌（女性）：82.1、12.8
大腸直腸癌：40.5、14.6
肺癌：39.1、21.8
肝癌：26.1、18.0

▲ 肺癌的死亡率高居四大癌症之首，高於肝癌、大腸直腸癌與乳癌。

※ 資料來源：衛福部國民健康署

民國 109 年臺灣前四位癌症發生率與死亡率（每十萬人口）

	乳癌	大腸直腸癌	肺癌	肝癌
標準化發生率	82.1	40.5	39.1	26.1
標準化死亡率	12.8	14.6	21.8	18.0

※ 資料來源：衛生福利部統計處公開資訊

（1）早期症狀

統計顯示，三十年來，臺灣肺癌的發生率增加了 3 倍，更可怕的是發生率還在繼續上升。而國健署的癌症統計顯示，國人被診斷出罹患肺癌時有 6 成左右是已經轉移，無法手術治癒的晚期（第四期）癌。細究其原因，恐怕還是肺癌不容易早期發現所致。

◎ 低劑量電腦斷層掃描有助早期發現肺癌

和大腸癌、乳癌與肝癌相比，大腸癌可用糞便篩檢、乳癌則是乳房超音波或乳房攝影篩檢、肝癌可用腹部超音波篩檢，都可以達到早期發現的目的。

反觀肺癌卻一直缺乏有力的早期篩檢工具，直到**近年來開始提倡「低劑量電腦斷層掃描」這個新的檢驗方式，情況才逐漸有所改變**。雖然「低劑量電腦斷層掃描」還是面臨觀念不足、量能不足和檢查費用高等問題需要克服，但仍算是重要的突破，讓肺癌的早期診斷露出了曙光。

◎ 早期肺癌症狀不明顯得提高警覺

　　咳嗽、咳血、呼吸喘促是肺癌常見的症狀。然而，以上這些症狀中只有咳嗽是早期症狀，而除非咳得很嚴重，很少人會因為輕微的咳嗽就醫；也就是說，夠機警的人，才有可能從這類小症狀察覺出大毛病。

肺癌的形成

呼吸道上皮細胞因內在體質或環境刺激，產生不正常增生。

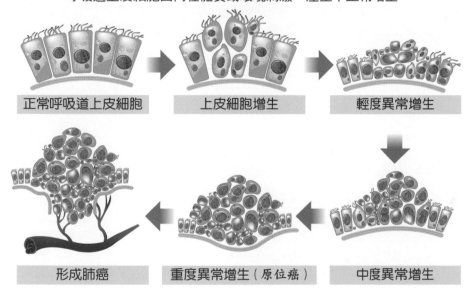

正常呼吸道上皮細胞　　上皮細胞增生　　輕度異常增生

形成肺癌　　重度異常增生（原位癌）　　中度異常增生

　　肺癌病人往往都在出現造成生活上的嚴重困擾的症狀後，才驚覺不對勁進而就醫，如一直喘、或是很嚴重的咳嗽、或是感冒症狀持續未癒。甚至有很多人堅持到咳血才求診就醫，因為看到血覺得很可怕。另外如果癌細胞壓迫到靜脈，則會導致臉部腫脹，容貌的改變也會儘速就醫。

上述這些症狀的警示（如咳血）或是外觀上的改變（臉部腫脹）是病友就醫的主要原因，但多半為時已晚。有時，氣管內或其旁側的肺癌會導致呼吸喘促或是呼吸有雜聲，才有機會早期發現。但經由這些情況診斷出早期肺癌，仍相當少見。

由於早期肺癌的症狀不顯著，最常見的是沒有症狀，一旦出現明顯症狀往往已經是轉移的晚期癌了，例如腦轉移的意識變化、睡眠障礙，或是行為上的轉變；骨轉移的骨頭疼痛、骨折等症狀。

近年來發生在肺部周邊肺泡的肺腺癌日趨增多，而由於肺泡沒有疼痛神經或咳嗽神經，也就是所謂的「沉默區」，更難早期發現。

（2）致病原因

◎ 吸菸

香菸燃燒後會產生七千多種化學物質，其中250種對人體有害，如尼古丁，也會產生近100種致癌物質，如焦油，會導致呼吸道方面的癌症，包括肺癌和咽喉癌。

吸菸是導致肺癌的主要原因。吸菸引起肺癌的風險是非吸菸者的10倍，這個結論源自於美國在1960年代美國軍醫總監經由公共衛生的觀察性研究（Surgeon General's Report）。

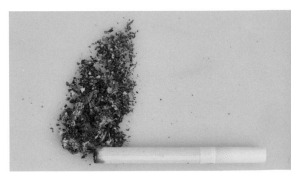

▲ 吸菸引起肺癌的風險是非吸菸者的10倍，且二手煙霧會形成亞硝胺，增加致癌的風險。

因此從 1960 年代開始，美國開始推動戒菸，經過 30 年的努力後，從 1990 年代起，男性罹患肺癌的人數逐漸減緩進入了平原期，然後到了 2000 年以後罹癌機率就開始下降；而女性的罹患肺癌人數，則是到了 2010 年以後開始下降，美國肺癌死亡率近年來亦逐年降低。

◎ 石綿等粉塵類空氣有害物質

石綿屬於粉塵類的物質，石綿纖維被吸入肺部後，因為無法被排除，所以會被細胞包圍起來，形成慢性變化。研究顯示，**當石綿礦工超過 20 年以上且不吸菸者，罹患肺癌的機率比一般人高 5 倍；同時，如果還有吸菸的話，罹患肺癌機率比一般人更高出 55 倍，這表示兩者有非常明顯的加乘效應。**

另外，最常引起肺癌的粉塵類物質還有二氧化矽。這個物質不只會引起「矽肺病」，還會導致肺癌的發生，也值得我們注意。

◎ 空氣污染

2013 年，世界衛生組織正式宣布，空氣污染是造成癌症的重要因素，屬於對人類有致癌力的第一級致癌物質，和空氣污染最相關的癌症自然是肺癌。懸浮微粒（PM10）和細懸浮

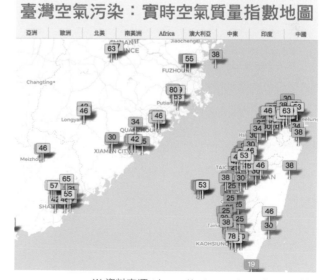

※ 資料來源：https://aqicn.org/map/taiwan/hk/

微粒（PM2.5）都是空氣污染中重要的污染物質，含量愈多，對人體健康危害愈大。從天然的塵埃、花粉、霧、霾，到人為的汽車燃燒的柴油、發電燃燒的煤、工廠廢氣、灑農藥和肥料遇風的揚塵等，都是可能的產生來源。

另外，「氡氣」是空氣污染中容易被忽視的一個物質。氡氣是鐳衰變的中間產物，屬於揮發性的放射線氣體，可輕易吸入體內，而其繼續衰變的產物是固體，會黏附在各種物質表面，如空氣中的懸浮微粒，一樣可吸入人體內。如果長期吸入氡氣或是其衰變產物，會因為其衰變過程釋出的游離輻射導致肺癌。所以**氡氣被認為是非吸菸者產生肺癌的重要原因**。

氡氣原本是被包覆在地下岩層的岩石當中，可以透過特定途徑如溫泉讓岩石中的氡氣跑到地面，成為其外洩的一個管道。**較常見的是氡氣可以藉由花崗岩、大理石等建材而被帶入室內等密閉空間。**

◎ 家族遺傳

癌症是人體基因與環境互動後的產物，會不會罹患癌症等疾病，除了環境中的致癌物質外，最重要的就是由對抗癌症等疾病的能力高低所決定，對致癌物質的處理能力弱就容易患病，也就是俗稱的「抵抗力」、「免疫力」，或是致癌傾向的「家族遺傳病史」。這種對抗疾病的能力，往往都是與生俱來，在基因中就設定好的了，由父母親傳給下一代子女。

以肺癌來說，確實有遺傳因素，也有性別傾向，往往是父子相傳或母女相傳。前者就是爸爸有，兒子就容易有；後者則是媽媽有，女兒也容易有。因此，這點要尤其注意。

◎ 生活習慣和文化習俗

研究顯示，華人女性吸菸人口比例比男性少很多，但是臺灣民眾罹患肺癌比例後者僅是前者的兩倍左右，近年來性別比例更是下降許多，這和西方人很不一樣。西方人男性和女性吸菸人口比例差不多，但是男性罹患肺癌的比例卻比女性高出很多。**顯示華人女性除了吸菸外，有更重要的致癌原因。**

由於華人文化有著「男主外，女主內」的習俗，掌廚者大部分都是女性。**如採用「煮食指數」看來，罹患肺癌的機率可根據每週煮食的次數和炸、煎、炒等烹調方式，有無使用排油煙機，以及排油煙機的品質有關。**這是已經獲得研究證實的結果。

以上顯示，吸入肺部的空氣物質的種類和劑量，與罹患肺癌有密切關係。

◎ 有慢性肺部疾病

罹患肺阻塞、肺纖維化、肺結核等肺部疾病，都會造成肺部的微環境改變，無法和健康的肺部一樣擁有較佳的抗病能力，因此增加罹患肺癌的機率。以肺結核來說，雖然沒有證據顯示結核菌會致癌，但許多國家的研究顯示，曾經罹患肺結核者，發生肺癌的機率是沒有肺結核者的兩倍；如果還罹患肺阻塞，得到肺癌的機率還會增加，兩者之間是有加乘效果的。

（3）肺癌的分類

隨著對肺癌的研究和治療技術的日新月異，目前對肺癌的分類從原本單純的病理分類，還有新一種的「分子分類」出現。

◎ 病理分類

病理分類就是從病理切片依據細胞型態排列的方式所做出的分類，是長久以來最常見的分類，再依據癌的大小、對鄰近組織的侵犯程度、淋巴腺與器官轉移程度分成第一期到第四期，也是大家最熟悉的分類方法。這個分類方式最主要的目的是能夠精準的分期，好擬定正確而完整的治療方案與計畫，為達到最佳治療效果而設計。

肺癌可粗分為小細胞肺癌和非小細胞肺癌兩種，前者占所有肺癌的 10 ～ 15%，後者則占 85 ～ 90%；同時，非小細胞肺癌又分為肺腺癌和鱗狀細胞肺癌兩種，以及極少數幾乎消失可以不計的大細胞肺癌。

小細胞肺癌病程發展快，到處轉移，治療後容易復發，死亡率非常高。

非小細胞肺癌的鱗狀細胞肺癌占非小細胞肺癌的 15 ～ 20%，生長的位置比較集中在氣管附近，比較容易有症狀，較能早期發現，因此晚期癌的比例比肺腺癌要低。

肺腺癌則占非小細胞肺癌的 80 ～ 85%，由於生長位置比較靠近周邊的組織，疼痛神經不發達，比較難早期發現。

另外還有一些具有神經內分泌特性的肺癌，但很少見。

◎ 分子分類

隨著肺癌的治療日益複雜，肺癌的分類方式也慢慢朝向所謂的「分子分類」，尤其以肺腺癌為甚。這是因為肺腺癌的癌細胞往往具有 EGFR、ALK、ROS1 等十餘種的其中一種的（肺癌驅動）基因突變，藉由基因檢測出可以得知病友具有哪一種基因的突變，能夠藉此進行標靶治療。

另外，利用特殊染色評估癌細胞或免疫細胞之免疫檢查點 PD-L1 表現，可作為能否進行免疫治療的依據。這也是分子分類的一種方式。

（4）基因突變或其他疾病的影響

◎ 基因突變

在肺腺癌中，EGFR、EML4-ALK、ROS1、BRAF、NTRK、CMET、KRAS、HER2 等這十幾種的突變基因之所以重要，因為它是肺癌治療中標靶治療的重要判斷依據（可參見前言第 17 頁）。如最常提到的 EGFR（表皮生長因子受體，Epidermal Growth Factor Receptor），臺灣約有 55％的肺腺癌病友進行基因檢測後都能檢測到這個基因突變，得以施行標靶治療。雖然我們不知道為什麼會產生這些的基因突變，但是它扮演的角色非常重要，對標靶藥物的反應約有七成，算是非常好的治療反應，能縮小癌瘤，且一般能控制十個月左右。現在更有第二線和第三線 EGFR 標靶藥物可以使用，是上世紀以來肺癌治療最重要的進展。ALK 和 ROS1 基金變異的肺

癌接受標靶藥物後的表現也很相似，約有七成反應率，都能達到控制病情的目的。

◎ 共病

在臺灣，剛診斷出肺癌的平均年齡是 65 歲，但是從 55 歲開始發生率就有快速升高的趨勢。

隨著年紀增長，肺癌和其他疾病的關係就變得相對重要了，高血壓、糖尿病、慢性肺阻塞、慢性肺纖維化、心臟病、腎臟病、骨頭問題等等，雖然不是致癌的原因，但與治療方法間的互動會影響治療的效果。

如有腎臟病或肝病，會影響藥物的代謝，在治療時這些狀況自然要考慮進去，才能避免降低治療效果或是增加副作用。另外，如有心肺疾病，進行局部放射治療時，可能會造成身體的不適和副作用都會更嚴重，常常導致無法進行完整的治療，影響預後。而如果心肺功能不好，手術風險高，術後恢復可能不理想，甚至出現肺炎、呼吸不順等併發症。

因此，如何依據病友身體狀況與原有的疾病，選擇適當的治療方式與後續評估，是建立肺癌治療計畫當中很重要的一環。

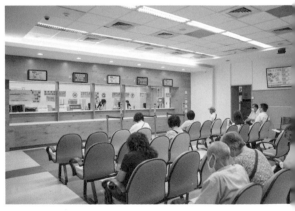

▲ 肺癌和其他疾病共同治療會產生互動性的效應，唯有精準評估才能制訂良好的治療策略。

肺癌的篩檢及預防

肺癌在癌症中有三大特殊性：醫療支出、死亡人數和末期比例，都是高居全國各癌症排名首位。這代表肺癌對國人健康危害的程度是愈來愈高。

因此，及早預防與篩檢肺癌，是幫助自己和周遭親友遠離肺癌威脅，刻不容緩的事情。

（1）肺癌是花費最多的癌症

◎ 醫療支出

根據衛福部中央健康保險署的統計資料顯示（參見第 47 頁），2022 年（民國 111 年）單一年度肺癌的醫療總費用超過 159 億，是所有癌症當中的第一名，而每位病友的藥品費超過 13 萬元，醫療費用則超過 25 萬元，也都名列前茅。

這些費用，還只計算到健保有給付的部分，如果加上自費項目，整體費用則更是驚人。

同時，和醫療總費用第二位的乳癌相比，不僅就醫人數不到乳癌的一半，醫療費用反倒是乳癌的兩倍有餘。

這當中顯示兩件事情：一、肺癌是花最多錢的癌症；二、肺癌的五年存活率最低，也就是死亡率最高的癌症。

111 年全民健保惡性腫瘤醫療支出

ICD-10 碼	中文名稱	就醫病人數		藥費（千點）
		111 年	5 年（107 ～ 111） 年平均成長率	111 年
C33-C34	氣管、支氣管和肺癌	87,497	7.32%	11,663,190
C50	乳房癌	166,041	5.44%	9,075,029
C18-C21	結腸、直腸和肛門癌	110,579	1.58%	5,671,228
C22	肝和肝內膽管癌	69,906	0.88%	4,404,843
C00-C06, C09-C10, C12-C14	口腔癌	54,580	2.11%	2,113,144
C61	前列腺（攝護腺）癌	61,996	6.45%	4,393,156
C82-C85, C88, C90	非何杰金氏淋巴瘤	28,853	4.54%	3,949,039
C91-C95	白血病	15,664	3.90%	4,325,843
C16	胃癌	23,085	1.42%	1,237,718
C15	食道癌	12,119	3.41%	544,275
C00-C97	惡性腫瘤	834,004	3.65%	54,362,567

1. 資料來源：DA 系統擷取健保資料門、住診及藥局清單明細檔

2. 資料期間：107 年 1 月至 111 年 12 月

3. 資料範圍：各項癌症（任一診斷符合對應 ICD9 碼 '140' ～ '208' 或是 ICD10 碼 'C00'~'C97'）
病人門住診及藥局資料，排除代辦案件，醫療費用 = 申請點數 + 部分負擔。

4. 年成長率：以 101-105 年的藥費年成長率為例，5 年年成長率 ={[105 年藥費 /101 年藥費]^（1/4）-1}*100%。

5. 藥費每點 1 元。

「排名前十大癌別之醫療費用支出統計表」

藥費（千點）	醫療費用（千點）		每人平均藥費（點）	每人平均醫療費用（點）
5年（107～111）年平均成長率	111年	5年（107～111）年平均成長率		
13.78%	22,494,974	10.63%	133,298	257,094
7.75%	19,215,318	7.56%	54,655	115,726
2.17%	16,065,391	3.79%	51,287	145,284
2.22%	11,882,711	2.06%	63,011	169,981
6.00%	10,151,374	3.93%	38,716	185,991
14.97%	8,523,037	12.30%	70,862	137,477
8.07%	7,354,266	8.07%	136,868	254,887
5.93%	6,757,768	5.61%	276,165	431,420
2.41%	3,531,835	3.60%	53,616	152,993
3.22%	3,529,400	3.11%	44,911	291,229
7.96%	133,434,857	6.30%	65,183	159,993

◎ 死亡人數

根據衛福部統計顯示，2020 年（民國 109 年），肺癌的死亡人數是 10053 人，**是十大癌症死亡人數的榜首**，而該年肺癌發生人數在 16370 人之間，換算下來死亡率至少超過 61.44％；換句話說，**肺癌病友每三個人就有兩個人死亡**，這比例相當的高。

下表是 2022 年男性女性十大癌症死因死亡率，可以看出肺癌不只死亡人數最多，且在男性與女性的十大癌症中死亡率也都是第一名，怎不令人心生警惕。

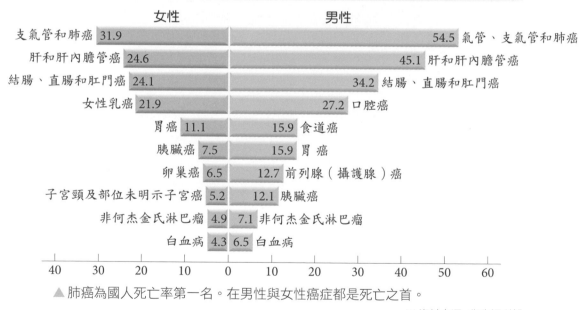

2022 年男性女性十大癌症死因死亡率

女性	男性
支氣管和肺癌 31.9	54.5 氣管、支氣管和肺癌
肝和肝內膽管癌 24.6	45.1 肝和肝內膽管癌
結腸、直腸和肛門癌 24.1	34.2 結腸、直腸和肛門癌
女性乳癌 21.9	27.2 口腔癌
胃癌 11.1	15.9 食道癌
胰臟癌 7.5	15.9 胃癌
卵巢癌 6.5	12.7 前列腺（攝護腺）癌
子宮頸及部位未明示子宮癌 5.2	12.1 胰臟癌
非何杰金氏淋巴瘤 4.9	7.1 非何杰金氏淋巴瘤
白血病 4.3	6.5 白血病

▲肺癌為國人死亡率第一名。在男性與女性癌症都是死亡之首。

※ 資料來源：衛生福利部

◎ 肺癌末期所占比例

　　再來說肺癌的末期比例。如下表的統計顯示，一直到 2015 年（民國 104 年）為止，確診肺癌當下，屬於第一期的病患比例只有 22％，但是第四期（末期）的比率都超過五成；也就是說，**有超過一半的肺癌病友，發現時都已經是末期了！** 如此一來，治療效果自然是「事倍功半」，令人沮喪得多了。

臺灣非小細胞肺癌歷年分期表

	2007	2008	2009	2010	2011	2012	2013	2014	2015
4	56.2%	55.9%	54.4%	57.7%	57.0%	54.7%	53.5%	53.8%	51.8%
3B	16.7%	16.3%	15.7%	8.1%	7.8%	7.8%	6.8%	6.7%	6.7%
3A	6.8%	6.6%	6.1%	8.6%	7.9%	7.5%	7.5%	7.1%	6.9%
2B	2.3%	2.4%	2.2%	2.3%	1.9%	2.0%	1.9%	1.9%	1.9%
2A	0.4%	0.5%	0.5%	2.4%	2.6%	2.4%	2.3%	2.4%	2.3%
1B	6.3%	6.0%	6.6%	6.0%	5.8%	6.8%	7.0%	7.1%	7.4%
1A	5.1%	5.7%	7.7%	7.8%	7.9%	10.0%	11.3%	12.4%	14.7%

第四期／第三期／第二期／第一期 22%

▲ 直到 2015 年，第一期病友只有 22％，大部分新診斷病友都是末期！

※ 資料來源：張基晟教授

肺癌的篩檢及預防

49

　　另外，我們的鄰居日本，由於篩檢與預防做得好，因此 2002 年時，日本肺癌確診時第一期（**不含零期的原位癌**）的比例就已經到達 44％，足足是我們 2015 年時 22％ 的兩倍。這顯示我們對於肺癌篩檢與預防的工作，落後了日本將近 20 年，這一點非常值得我們警惕。

　　追根究柢，肺癌之所以令人聞之色變，除了它早期沒有症狀之外，更在於篩檢和預防一直無法做得好。因此，以下將介紹到目前為止最佳的篩檢方式與自我能夠達到預防的幾種方法，以求從治標與治本兩方面降低肺癌的危害。

（2）低劑量電腦斷層掃描是肺癌篩檢最佳利器

　　肺癌的危險因子有遺傳體質和環境造成的兩大原因，細分起來還可再分成遺傳、已患癌症者、抽菸、空氣污染等。遺傳是無法改變的，而已經罹患癌症者則是既定事實，也無法改變，但是這兩者都可以透過加強篩檢，達到防微杜漸的目的；至於抽菸者戒菸，不僅可以改善身體的健康，還能因此達到預防癌症的效果。

　　最後，也是最重要的就是空氣污染，而**防治空氣污染對於預防肺癌來說就是一個標本兼治的最佳方式**。

　　以下先從能夠提早發現肺癌的**低劑量電腦斷層掃描**（Low-dose chest CT，**簡寫為 LDCT**）篩檢方式說起，再告訴大家室內空污和室外空污的區別，以及教導大家如何使用空氣清淨機和如何選購及戴口罩兩部分，做為自我防空污的兩大辦法。因為，唯有自覺自救才是最好的預防肺癌方式。

◎ 為什麼要做肺癌篩檢？

肺癌早期沒有症狀，往往發現後都是晚期，唯有定期篩檢，才能提早發現，提早治療。**第一期肺癌治癒率高達九成，定期篩檢，就是對付肺癌最好的方式。而在所有篩檢方式當中，目前最好的方法，就是進行低劑量電腦斷層掃描。**研究和統計顯示，利用這個方式能夠有效、早期發現肺癌。

那其他方式如胸部 X 光能夠早期發現肺癌嗎？

答案是不能。原因除了胸部 X 光容易被肋骨和其他組織或器官擋住以外，關鍵在於胸部 X 光只能發現 2 公分以上的腫瘤，但這時候癌細胞可能已經要開始往外擴散的淋巴結，甚至是遠處的器官。這樣一來，自然完全不適合做為篩檢的方式。更重要的是，如果受檢者因此認為已經做過肺癌篩檢，沒有問題，反而導致病情惡化，那將得不償失。

◎ 低劑量電腦斷層能早期發現肺癌

低劑量電腦斷層掃描，最小能夠發現 0.3 公分的病灶，並針對結節或是毛玻璃病變做定期監控。2010 年起，美國和歐洲二地針對 LDCT 的研究各自顯示，低劑量電腦斷層掃描讓前者的肺癌死亡率降低了 20%，後者則更降低了 26%。

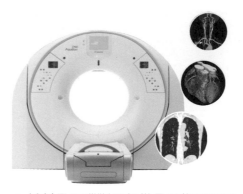

▲ 低劑量電腦斷層掃描是早期發現肺癌最有效的篩檢方式。

　　另外，臺灣的研究團隊在臺大前校長楊泮池的領導、國衛院補助下，針對非吸菸的高危險族群（三等親內罹患肺癌者、經常煮菜的家庭主婦、廚師等）進行了 11177 名的低劑量電腦斷層掃描。

　　結果顯示，檢測出罹患肺癌的比率是 2.4％，其中是第一期的比例是 94.8％。這顯示了，**低劑量電腦斷層掃描確實可以有效早期發現肺癌，而且能比胸部 X 光提早 5 ～ 10 年發現肺癌**。

　　再由臺大醫院健檢資料統計亦顯示，一般沒有危險因子者所做的低劑量電腦斷層掃描肺癌篩檢，檢驗出罹患肺癌的機率約為 1％。

　　再者，低劑量電腦斷層掃描的輻射劑量是一般電腦斷層掃描的六分之一，檢測時間只需要五分鐘，同時不需注射顯影，受檢者更不會有不舒服的感覺。

　　不過，低劑量電腦斷層掃描目前健保不給付，一般自費在 3000 ～ 6000 元之間，這是一個比較大的缺點。我們也在此呼籲有關單位，這樣一個能夠節省醫療資源又幫助民眾儘早發現肺癌的良好篩檢方式，應該要儘早納入健保，才是符合國家維護民眾健康的最佳政策。

　　然而，換個角度來看，以 30 ～ 60 萬元替 100 個人進行低劑量電腦斷層掃描就能發現一名早期肺癌病友，進行肺癌手術和相關治療，健保大約花費 50 萬元可以讓一位早期肺癌病友恢復健康、正常工作和正常生活。

　　但如果是一位晚期肺癌病友，一年的檢查、藥物、標靶、化療

等醫療總費用就已大約50萬元（健保給付22萬元，其餘需自費），但只能延長一年壽命。兩相比較，哪個聰明而划算，不言可喻。

因此，為了自己和周遭至親的健康，我們**建議只要是符合肺癌高危險族群的國人，40歲開始就必須每年做一次低劑量電腦斷層掃描**；另外，由於空氣污染日益嚴重，即使不是肺癌高風險的一般人，從45歲開始也要開始接受LDCT檢查，即使第一次檢查正常，也需要按照醫師的指示定期追蹤。〔延伸閱讀第252頁肺癌篩檢：低劑量電腦斷層掃瞄（LDCT）〕

（3）空氣污染不只是造成肺癌的元兇

如上所說，低劑量電腦斷層掃描雖然能夠幫助發現早期肺癌，但畢竟只是一種篩檢方式，無法真正達到預防肺癌，而**唯有做到徹底防治空氣污染，才是真正能預防肺癌的唯一有效方式**。

空氣污染之所以可怕，就在於空氣中所含的懸浮微粒（Particulate Matter，簡寫為PM）、二氧化硫（SO_2）、一氧化碳（CO）、氮氧化物（NO_x）、揮發性有機物（簡寫為VOC_2，包含醛、苯、甲苯、三氯甲烷等）等各式有毒氣體會危害健康。

研究顯示，直接和空污有關的疾病除了肺癌以外，還有缺血性心臟病、中風、肺炎、其他呼吸道感染、慢性阻塞性肺病等。而和肺癌最有關的就是細懸浮微粒PM2.5。

懸浮微粒主要包含但不限於灰塵、花粉、汽車或工廠廢氣、煙霧、霾、噴灑的農藥，甚至細微的海鹽等，尤其是小於2.5微米的細懸浮微粒，也就是俗稱的「PM2.5」除了是空氣污染的主要來源

之一，還已經被世界衛生組織（WHO）公布為一級致癌物質。

同時由下表可知，**只要 PM2.5 的濃度增加 10 微克／立方公尺，肺癌的死亡率就會增加 12%**，這可是一個怵目驚心的數字，我們還怎能不重視空污的防治工作呢？

高濃度 PM2.5 對身體的危害

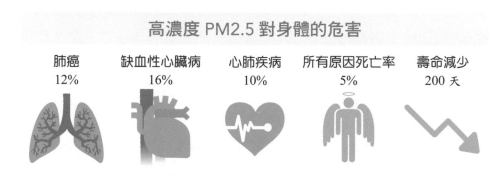

肺癌	缺血性心臟病	心肺疾病	所有原因死亡率	壽命減少
12%	16%	10%	5%	200 天

▲ 人體接觸到環境 PM2.5 濃度越高，得到疾病的機會隨之增加。每立方公尺內 PM2.5 的濃度增加 10 微克，得到肺癌的機會上升 12%，缺血性心臟病 16%，心肺疾病 10%，死亡率 5%，預期壽命減少 200 天。

※ 資料來源：立法院公報，第 100 卷第 42 期院會記錄

另外，根據環保署的資料顯示，2013 ～ 2015 年（**民國 102 ～ 104 年**）連續三年的 PM2.5 平均濃度分別是 24.0、23.5、21.9，三年總平均濃度是 23.1，除了花東地區以外，其他縣市都不及格（**標準為 15 微克／立方公尺**）。

而到了 2018 年，及格的縣市為基隆市（13.2）、臺北市（14.4）、臺東（8.1）、花蓮（9.2）、宜蘭（10.5）、澎湖（14.6），雖然數量增加了，但在及格邊緣的縣市不少，顯示空氣品質不良已經是不爭的事實，因此做好自我保護非常重要。

PM2.5 和 AQI 指標

PM2.5

懸浮微粒是指灰塵、花粉、塵土、煙霧和小水珠等在空氣中存在的微小固態或是液態物質。這些物質的形狀大小各異，分類上將小於或等於 10 微米（μm）稱為 PM10，小於或等於 2.5 微米則為 PM2.5，也稱為細懸浮微粒，粗細只有頭髮的三十分之一，可見有多細小了。

AQI 空氣指標值

空氣品質指標為依據監測資料將當日空氣中臭氧（O_3）、細懸浮微粒（PM2.5）、懸浮微粒（PM10）、一氧化碳（CO）、二氧化硫（SO_2）及二氧化氮（NO_2）濃度等數值，以其對人體健康的影響程度，分別換算出不同污染物之副指標值，再以當日各副指標之最大值為該測站當日之空氣品質指標值（AQI）。一般說來，0 ～ 50 是屬於良好狀態，但我們可以嚴格一點，將室內空氣指標控制在 35 以內是最好的了。

（4）防治空氣汙染，你我都做得到

防治空氣污染攸關每個人的健康，甚至可說是關乎國家安全的大事，需要整個國家乃至全球都該高度重視與身體力行，才能有所成效。儘管個人的能力有限，無力改變室外惡劣的空氣，但只要我們能做到將室內空氣維護好，以及外出時戴好口罩，還是可以達到有限防治空氣污染、改善健康的基本目的。

◎ 預防①：維持好的空氣流動

戶外有空污，室內其實也無所不在，例如廚房煮菜時的油煙、廁所的穢氣、灰塵、濕氣、還有密閉辦公室的影印機、印表機、傳

真機，甚至電腦散發出來的揮發性有機物、灰塵和臭氣等，因此建議除了要注意保持空氣流動的暢通外，也要注意排油煙機、抽風機、全熱交換機、空氣清淨機等正確選購和使用方法，才能幫助空氣的循環和利用，防止室內空氣變污濁、孳生病菌。

空氣清淨機的原理是利用濾網過濾掉空氣中的懸浮微粒、灰塵等污染物，再吹出乾淨而清新的空氣。因此**空氣清淨機需要定期清洗和更換濾網**，以免影響了空氣清淨的效果，吹出來的髒空氣，愈吹愈不健康。

同時，**使用空氣清淨機時要注意愈接近使用者愈好、注意出風口位置、和電風扇一起使用等三大原則。**

愈接近愈好是因為，從氣口噴射出來的清淨空氣有效距離大約是出氣口寬度的 120 倍。因此，**假設出氣口寬度為 3 公分，則有效範圍大約就在 3 ～ 4 公尺之間。而出風口位置要高過床鋪，空氣才不會被擋住導致效果差。同時，最好擺在電風扇後面，將流出來的空氣經由電風扇的擺動擴散出去，讓效果加乘。**當然，如果再加一台電風扇在原本這台的對面轉，使得對流更強，幾乎整個室內空氣都會變清淨了，這樣最好。

◎ 預防②：正確有效的戴口罩方式

面對現在空污如此嚴重且傳染性疾病肆虐的時代，戴口罩已經變成最基本的健康防護。但是，或許很多人都還搞不清楚口罩如何正確使用才有效。以下就從口罩的種類和配戴著手說明。按照這樣

的方式選擇和使用，就能將有害物質及病菌阻絕在外，維護自身與家人健康。

一般口罩可以分為棉布或紗布口罩、活性碳口罩、醫用或外科口罩、N95 防護口罩等四大類，各自功用簡單介紹如下表，大家可以按照不同用途選用，再配合以下的正確配戴方式，就能發揮最大的作用。

口罩分類作用表

口罩類別	作用
棉布或紗布口罩	僅能過濾較大顆粒，可作為保暖、避免灰頭土臉與鼻孔骯髒使用，且清洗後可以重覆使用。
活性碳口罩	可吸附有機氣體、惡臭分子及毒性粉塵，不具殺菌功能。適合騎機車、噴漆作業、噴灑農藥等使用。一旦必須費力呼吸或無法吸附異物時就應該更換。
醫用或外科口罩	一般醫療用。有呼吸道症狀、前往醫院等密閉不通風場所，或前往呼吸道傳染病流行地區時配戴。可阻擋大部分的 5 微米顆粒（表示無法過濾更細小的 PM2.5 等細懸浮微粒）。應每天更換，但弄破或弄髒時應立即更換。
N95 防護口罩	可阻擋 95% 以上的次微米顆粒。適合第一線醫護人員使用。因呼吸阻抗較大，不適合一般民眾長時間配戴，且應避免重覆使用。

※ 資料來源：衛福部疾病管制署

至於應該如何正確配戴口罩呢？則請依照第 58 頁的步驟，一步一步來，就能戴出最佳的效果，發揮作用。另外要注意，同一副口罩應只限同一個人重複使用，且應每天更換。

正確戴口罩 4 步驟

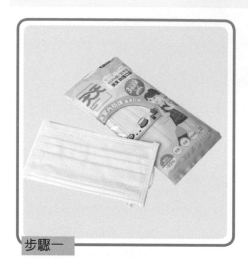

步驟一

檢查口罩有沒有破損。

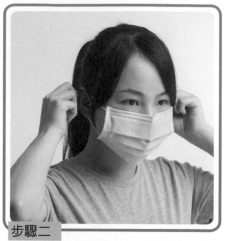

步驟二

兩側鬆緊帶掛上耳朵，鼻樑片固定在鼻樑，口罩拉開到下巴。

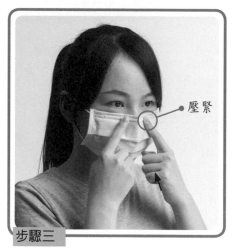

壓緊

步驟三

輕壓鼻樑片，讓口罩與鼻樑貼緊。

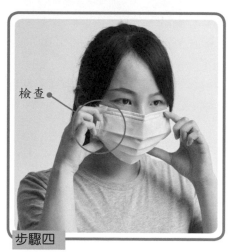

檢查

步驟四

檢查口罩和臉部內外上下是否有密合。

是否該徵詢第二意見？如何告知家人與調整生活模式？

■ 柯虹如、黃鳳珍、王茹宜、徐昕妤、武芮竹
（臺大醫院護理部腫瘤個案管理小組胸腔腫瘤個案管理師）

診間的門口，獨自一人走出診間，低頭無語，眼眶泛淚……，這是我們腫瘤個案管理師在工作崗位經常看到的畫面。現今醫療有長足進步，癌症不再與絕症畫上等號，生命不會因為得到癌症就立即會到達盡頭，但不可否認，震驚、惶恐、無助、生活大亂，恐怕是肺癌病友接下來要面對的一關關難題。

肺癌相對其他癌症的治療更加複雜，死亡率也高，對於肺癌病友來說，要如何在抗癌路上同時維持良好的生活品質，還要顧及家人的感受，從旁協助病友與家屬共同度過難關，便是我們胸腔腫瘤個案管理師最大的責任！

除了輔導病友與家屬解決醫療、生活和工作中可能遇到的各式各樣難題，還要成為醫療團隊、病友和家屬的溝通與協調橋樑，匯整來自四面八方的各種訊息，就是希望能讓肺癌病友順利完成治療。

(1) 是否需要徵詢第二意見？

「個管師，不好意思，可否冒昧請教，我太太說，某某醫院有質子治療耶！我們可以去做嗎？」

「個管師，請問我真的不能開刀嗎？我可以再問問其他醫師嗎？這樣會對某某醫師很不好意思？我們沒有不相信他啦！」

　　面對剛確診時的焦急與不安，再加上對相關醫療知識的一無所知，尤其是複雜的肺癌治療，對病友與家屬來說，絕對是很大的挑戰；該不該再徵詢第二意見的佐證或是再次確認，這樣是否會更好？這些都是病友及家屬最迫切需要知道的解答。

　　對於病友及家屬而言，不能錯過每一個治療機會及希望，若能選擇一個安心又信任的醫療團隊，順利完成治療，也才能讓醫療團隊和病友、家屬雙贏。因此**徵詢第二意見若能減少病友的擔心與害怕，幫助他順利縮短進入治療的時間，就是必要的；反之，若是到處徵詢第二意見，卻反而徒增更多焦慮及不確定感，導致治療的延宕，就沒有必要了**。醫療團隊絕對會以尊重及開放的態度，鼓勵病友及家屬找到最適合自己的治療方式。

如何徵詢第二意見？

　　建議徵詢時要準備以下相關資料，才能快速而有效地獲得最佳建議：

1. **影像檢查資料**：必須包含影像及文字報告，以肺癌來說，如胸部電腦斷層、支氣管鏡、全身正子掃描、腦部核磁共振、骨頭掃描。

2. **切片檢查等病理報告或是細胞學報告**：以晚期肺癌來說，還必須要有完整的基因檢測資料。

3. **目前就診醫院的就醫資料**：如病歷摘要、手術記錄、用藥記錄等。

　　徵詢第二意見的主要目的，是希望透過不同的醫療觀點與建議，確認醫師診斷與建議的合理性，避免誤診和延誤病情。最終目的則是為了讓病友及家屬找到適合自己的醫療團隊，儘快接受正確及完整的治療。

（2）如何告知家人？

　　目前國健署推廣「醫病決策共享」，就是為了讓病友與家屬了解知情同意的權利，而非醫師為首的醫療團隊，影響病友及家屬的決定。一個好的醫療團隊有責任也有義務，將病友的病情和相關治療選擇與建議，完全告知病友本人與家屬，同時協助做出最好的治療計畫，個案管理師在過程中也會全程參與，保障病友及家屬知情的權利。

　　「個管師，可不可以拜託您，不要告訴我媽媽？她年紀大，一定不能接受，所有的治療，我可以自己決定！」

　　這是個案管理師經常聽到的請託。病友經常因為擔心家人無法承受，且造成家人的負擔，希望能獨自面對疾病及治療。然而該不該告訴家人及如何告知家人，便是醫療團隊及病友之間互相學習、培養默契的最佳機會。

　　三個臭皮匠，勝過一個諸葛亮，獨自抗戰，總是孤獨且寂寞的，若能有家人溫暖的雙手在後面支持著，我們相信抗癌這條路能走得更好更順利，當病友害怕不知如何告知家人，可請求醫療團隊的幫助，畢竟醫師、個管師及護理師都是接受過專業的溝通技巧訓練，會循序漸進的協助告知病情，個案管理師更會提供電話諮詢，減少後續不必要的擔心及害

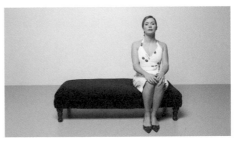

▲ 肺癌病友在面對疾病的應對方案，可以請求專業醫療團隊的幫助，化解各種困境。

怕，能夠讓病友及家人充分了解病情及治療，才能大家同心協力朝著同一個目標前進。

（3）如何調整工作及生活模式？

肺癌病友可能會出現喘、咳嗽、疼痛等症狀，或是治療中帶來的疲憊感。

因此在工作和生活模式，經常會面臨不得不改變的狀況。究竟要如何調整，才能讓治療順利又能兼顧好的生活品質，個案管理師會和病友及家屬共同討論出適合每個人的最佳模式。

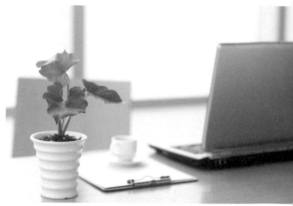

▲ 肺癌病友治療進入穩定期之後，仍可重返工作崗位，恢復正常的生活型態。

◎ 還能工作嗎？生活模式需要調整嗎？

「個管師，我現在在化療，我還可以上班嗎？」

「個管師，癌症會傳染嗎？電療會不會有輻射，影響我的家人……」

疾病帶來的不僅僅是身體上的變化，連帶也會造成經濟的壓力，甚至家庭角色的改變。

以肺癌早期接受手術治療的病友來說，胸腔鏡手術需住院一至二週，術後可能在胸壁上有一至三個 3 ～ 5 公分的傷口，約術後二

週就可以拆線，但會因為肺部切除的範圍不同，而導致不同比例的肺功能損失，大部分病友都可透過規律的復健活動，訓練肺活量，維持原來的工作及生活模式。

以肺癌中晚期剛確診進入治療期的病友來說，除了疾病本身帶來的症狀及治療後可能產生的副作用，對工作或生活模式的影響就較大了，建議可以和家人充分討論角色功能的調整，像是若病友原本為家中主要的經濟來源，但因治療需要暫停工作，是否有保險可申請？或請社工協助相關的社會資源申請。

當然治療進入穩定期後，若體力許可，個管師仍會鼓勵病友可重返工作崗位，與同事或長官討論適合的工作內容，可兼顧疾病治療及正常上班。

肺癌的治療主要包含放射性治療、化學治療及口服標靶治療，不同的治療方式會需要不同程度的生活模式調整：

● **若是放射性治療**：大都為階段性治療，可能需每天往返醫院，需依照治療的次數或時間，調整生活模式及工作，若因為治療需求，可與您的醫療團隊討論，是否需安排住院，或附近短期租屋。

● **若是化學治療**：因為必須頻繁的回診、打針，還要注意白血球的數值（*免疫力的高低*），因此必須視體力、免疫力狀況，調整工作及飲食。

● **若是標靶治療**：要記得準時用藥及加強日常生活的皮膚護理，飲食方面的限制較少。

◎ 放化療後需要隔離嗎？

當然不需要隔離。放射性治療並不會產生輻射，對旁人沒有影響，**若接受化學治療，建議病友如廁後可多沖兩三次，以免不慎吸入揮發性殘留藥物**，因化療後會讓病友本身免疫功能下降，若抽血白血球低下時，病友應進行自我保護性隔離。

◎ 性生活會受影響嗎？

早期手術治療只要過了恢復期，基本上不會影響性生活；接受放射性治療、化療或標靶治療則建議「安全性行為」，避免懷孕。

認識臺大醫院胸腔腫瘤個案管理師

臺大醫院於 2010 年成立腫瘤個案管理小組，成為國內第一家實施全癌個案管理照護服務的醫院。

胸腔腫瘤個案管理師的主要任務就是提供專業的疾病及治療護理諮詢，引導、陪伴和支持病友儘早接受治療，並提供病友和家屬與主治醫師、各醫療相關單位聯繫、溝通協調的重要橋樑。

另外，透過腫瘤個案管理師，病友和家屬不會再被複雜的醫院組織與醫療照護系統所困擾，不僅可以獲得適當的醫療資源，並且可以順利地完成治療。

胸腔腫瘤個案管理師，讓新的護理角色能夠發揮最大的功能，未來會持續提供胸腔腫瘤病友及家屬更多專業、優質與溫暖的醫療服務。

肺癌的臨床研究

■ 楊志新 (臺大醫院癌醫中心分院院長)

　　晚期癌症的醫療仍有很大的進步空間，同時治療的選擇也日漸增多，因此現在的醫療重視與病友「共享醫療決策」，將臨床試驗的相關訊息披露，進而讓病友有機會參與各項臨床試驗，幫助病友了解病情，進而參與治療過程，是現代化癌症醫療的重大進步。

　　肺癌是非常容易復發的癌症，第三期復發率超過八成，第二期也超過一半；但是，如果第一期早期發現，治癒率卻也高達九成。

　　因此，**肺癌的臨床試驗雖然以第四期為主，但也有愈來愈多針對第二期和第三期肺癌的臨床試驗開始進行，成為肺癌另一種治療的選擇**，以目前來說，臨床試驗更可以說是唯一可以獲得未上市藥物的方法，加入臨床試驗可免費使用新的檢驗，取得免費的新藥，多半比舊的療法要好。醫師也可執行先端醫療，健保節省藥費，可以說是三贏的局面。

（1）臨床試驗的定義

　　當希望知道一個新的治療對病友的效果，包括治療的成效、腫瘤有無縮小、控制腫瘤時間能否延長、病友生命能否延長並維持治療的效果、副作用有哪些？副作用有無減輕……等等事項，要蒐集這些重要資料，就是透過臨床試驗才能得到，這就是我們一般對臨床實驗的定義。

（2）臨床試驗的歷史

在 1995 年以前，肺癌主要的治療方式是手術和放射線治療，因此藥物臨床試驗的進展不大，大部分在比較化學治療和安慰劑之效果；但在此之後，有許多新一代更有效的化學治療的臨床試驗。

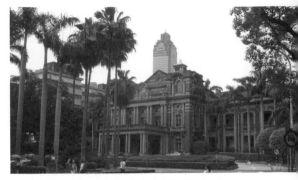

▲臺大醫院是肺癌臨床試驗的權威，曾參與多項跨國藥廠研究，在癌症治療方面是國際性重要指標之一。

到了 1998 年左右，標靶治療進入臨床試驗；2016 年免疫治療快速上市，這幾種療法發展愈來愈迅速，因此臨床試驗也就愈來愈興盛與重要。

而接下來免疫治療的臨床研究也即將進入另一個階段，在未來幾年，化學治療、標靶治療和免疫治療混用，細胞治療等都有可能改善目前的治療，因此我們正迎接一個百花齊放的治療年代。

（3）臨床試驗的程序

因使用未上市藥物，臨床試驗具有相當高的風險，臨床試驗不是一般的醫療，因此其管控及流程比一般醫療要複雜很多。臨床試驗的一般程序是由醫師先確認過病友資料，符合臨床試驗者，會徵得病友同意，和研究護理師詳細說明臨床試驗的程序、藥品和追蹤，病友同意後自行簽署「**受試者同意書**」參加臨床試驗，開始篩選期的檢查。

若期間發現病友不適合參加臨床試驗，還是會請病友退出臨床試驗。

舉例來說，免疫療法的臨床試驗通常會規定病友不得同時患有 B 型肝炎，若篩選期間檢查發現受試者患有 B 型肝炎，因為會擔心於治療期間復發，可能會影響臨床試驗的判斷和病友的用藥安全，這時就會請受試者退出臨床試驗。當然，受試者於整個臨床試驗期間，仍有權利隨時要求退出。

臨床試驗在臺灣進行的歷史已經有三十幾年了，臨床試驗相關的規範都已制定的非常明確。

在解釋臨床試驗的過程中，都必須向病友說明清楚臨床試驗的藥品、可能的副作用、可能會遇到的風險、有無其他的治療選擇等，這些資訊在受試者同意書上也會載明清楚，受試者可以有充分的時間詳讀之後，再考慮是否參加。

再者，既然是「試驗」，就表示是還沒有上市的藥物或治療，風險還是會比常規的治療高，病友和家屬仍應該清楚這些風險的存在；但是，當標靶治療和化學治療等常規治療已經沒辦法滿足病友及家屬對於治療結果之期待，同時又從病友的檢體中發現或許適合新的藥物治療時，臨床試驗就是一個很好的治療選項。

現在的臨床試驗和過去最大的不同是，過去的臨床試驗都是化學治療（*當時仍未出現標靶治療*），也無法預測對哪些病友可能有效，因此有效的病友數量也少。

但目前的生物科技日益發達，對藥物治療的掌控比過去更加明瞭，因此也比較能預先知道可能對哪些病友較具療效。

不過，**參加臨床試驗的病友必須符合許多的條件才能參加**，並不是「死馬當活馬醫」；恰恰相反的是，反而**需要完全符合條件的受試者**，當出現副作用時，才能更明確的判斷可能是藥物造成的亦或是疾病本身引起的副作用，也更能幫助臨床試驗的結果分析，避免造成試驗結果無法判讀。

臨床試驗的程序通常比常規治療更為複雜，對病友來說也需要花費更多的時間和精力，例如看診次數更加頻繁，以密集的監測副作用的發生；需要做更多的檢查以蒐集血液、心臟或肺臟功能的數據和資料，作為試驗藥品或治療的安全性證據，這些部分也需要病友和家屬的理解和配合。

至於參加臨床試驗的優缺點，簡單列出如下，以供參考。

參與臨床實驗的優缺點

✓ **優點**
1. 先取得未上市藥物。
2. 節省龐大醫藥費。
3. 在藥物有效期間都可免費取得。即使這個藥物已經上市了，但只要有效，病友依然能夠免費吃這個藥，直到此藥失去效用為止。

✗ **缺點**
1. 回診與檢查頻率較常規治療密集。
2. 仍有未知的風險，有可能會產生副作用，甚至連因副作用導致死亡的可能性都不清楚，無法事先預估。

以臺大醫院現況來說，隨時都有數十個癌症相關的臨床試驗正在進行，肺癌的部分則大約有二、三十個試驗正在進行中。

目前的臨床試驗大部分是由藥廠在全世界各地同步進行的臨床試驗，因此參加試驗的篩選條件也是世界通用，個別單位無法就篩選條件特別通融，可說是非常的嚴格。依據不同地區的特性，有些可能在臺灣符合試驗條件的病友有數十位，但有些也可能完全找不到適合的病友，這也是目前全球臨床試驗最大的一個特色。

以泰格莎的臨床試驗來說，這是一個全球同步進行的臨床試驗，因臺灣肺癌病友中表皮上皮因子接受器（EGFR）突變率較高，若臺灣搶到了七十幾個名額，其他地區自然名額就少了許多。有初步療效的藥物往往會引起注目，而全球也都希望能取得更多的名額。

（4）臨床試驗的期別

以下將臨床試驗分成四個期別，藥品的開發則分為 12 個流程。請見下圖。同時，本文也將這四個期別的試驗目標列表如下，供大家參考。

臨床試驗各期別說明表	
期別	主要目的
第一期（Phase I）	初步測試藥品的副作用，可使用的劑量，身體對於藥物之吸收、分布、代謝和排出等情況。
第二期（Phase II）（有效性及有效劑量）	測試新藥或治療的安全性，確定療效如何，並監測可能引發的不良反應。
第三期（Phase III）（有效性及長期安全性）	將新藥與目前公認的標準治療做比較，確認療效是否比原本的標準治療更佳或相似。
第四期（Phase IV）（上市後追蹤調查）	在一般醫療作業中，確認該藥物或治療是否會產生慢性的副作用及副作用之頻率，以進一步得到「藥物或治療風險效益評估」相關資訊。

藥品的開發分為12個流程

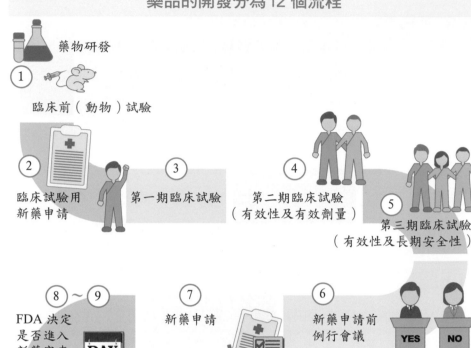

藥物研發

① 臨床前（動物）試驗

② 臨床試驗用
新藥申請

③ 第一期臨床試驗

④ 第二期臨床試驗
（有效性及有效劑量）

⑤ 第三期臨床試驗
（有效性及長期安全性）

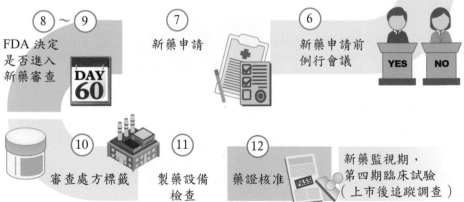

⑧～⑨ FDA 決定
是否進入
新藥審查

DAY 60

⑦ 新藥申請

⑥ 新藥申請前
例行會議

YES　NO

⑩ 審查處方標籤

⑪ 製藥設備
檢查

⑫ 藥證核准

新藥監視期，
第四期臨床試驗
（上市後追蹤調查）

PASS

※ 資料來源：美國 FDA

PART2
坦然面對肺癌──
就醫前的心理準備

◆ 認識專業分工的 肺癌醫療團隊

肺癌的治療團隊不只分工愈來愈仔細，對各種病情的研究和分析也因為醫療團隊陣容的完整，帶給病人和家屬最強而有力的後盾。

◆ 需做多項檢查 才能判定是否確診

肺癌的確診非常複雜，基本上有痰液檢查、胸部 X 光、電腦斷層、正子造影＆骨骼掃描、胸腔超音波導引穿刺術、支氣管鏡檢查＆支氣管超音波、切片檢查、分子病理基因檢測等檢查來診斷。

◆ 評估病友狀況 設計適合的治療方針

肺癌已進入精準醫療的時代，除評估病友的病情，更要針對期別及完整的基因檢測，經由胸腔腫瘤團隊會議，為每位病友設計適合的治療計畫。

◆ 分析肺癌復發轉移、 治癒率及預後準備

分析肺癌預後、復發、轉移和新癌症可能出現的一些情形，讓病友為接下來要走的抗癌路先做好心理建設。

認識肺癌專業醫療團隊

超過一半比例的病友確診時多已晚期了，尤其面對病情複雜多變的肺癌更令人徬徨無助，彷彿看不見未來。因此很多剛確診肺癌的病友與家屬，都會擔憂接下來的抗癌之路該怎麼走下去？該如何尋求幫助？

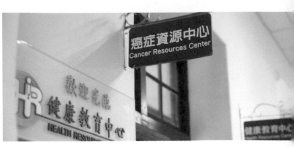

▲臺大醫院在 2010 年 5 月成立「癌症資源中心」，提供病友從癌症確診、治療到康復階段等多元化的輔助。

事實上，隨著對肺癌的理解愈來愈深，從醫療觀念、治療技術、用藥觀念等各方面的長足進步，肺癌治療的效果已經不可同日而語。雖然前方還有一大段路要走，但新療法、新藥物、新技術日新月異，更重要的是肺癌的治療團隊愈來愈全方位。

不只分工愈來愈仔細，對各種病情的研究和分析也因為團隊陣容的完整，成為病人和家屬強而有力的後盾，也帶來更多治療上的信心與希望。

以臺大醫院來說，肺癌治療團隊由胸腔內外科、腫瘤醫學部、癌症防治中心、檢驗醫學部、影像醫學部、核子醫學部、皮膚部、復健部、家庭醫學部、營養室、社會工作室、癌症個案管理室及臺大醫學院檢驗暨生物技術學系等相關十餘個部門和數百位專業人員所組成，堪稱臺灣最強肺癌治療團隊。

從確診開始，個管師就會像個管家一般，成為病友與家屬最可靠的陪伴與諮詢顧問，無論任何疑問，從門診時間、掛號、保險申

請、社會補助、醫藥費，到檢查、開刀、用藥、臨床試驗、治療細節，再到營養諮詢、運動復健、安寧療護等事項，只要透過個管師的傳達和居中協調，都能獲得良好的醫療品質。

因此，在抗癌之路，病友和家屬不會是孤單的。醫師、醫檢師、護理師、個管師、行政人員、社工人員、營養師、物理治療師，以及許多的教授學者、實驗室人員和其他相關人等醫療團隊，都會給予病友和家屬最大的支持！

總之，儘管肺癌非常頑強而難纏，但在專業肺癌團隊面前，只要病友病情有任何變化，團隊都會隨之應變，調整治療計畫，讓病友和家屬可以得到最好的治療與照護。

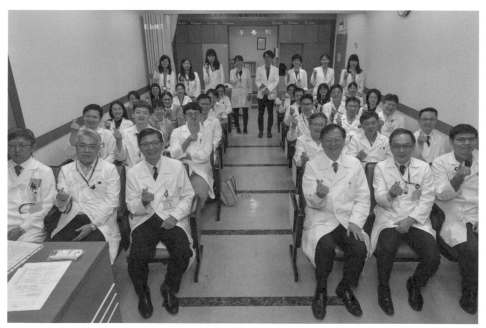

▲ 臺大肺癌治療團隊是由相關十餘科別及數百位專業精英組成，擁有最優質的醫療技術，可提供肺癌病友最完善的診治照護。

肺癌的檢查與診斷

（1）痰液檢查

- **詹一秀**（臺大醫院檢驗醫學部主治醫師）
- **林敬凱**（臺大醫院癌醫中心分院綜合內科部主治醫師）

◎ 誰需要做痰液檢查？

痰液是指呼吸道的上皮細胞和黏膜所產生的分泌物，經由肺部纖毛的運動而排出體外的黏液。若有咳嗽、發燒、喉嚨痛、喘、胸痛等呼吸道症狀的病友，並懷疑有肺部腫瘤或感染者可接受痰液細胞學檢查。

◎ 痰液檢體的取得與保存須知

痰液細胞學檢查是非侵襲性的檢查。

會咳痰的病友，在每天起床刷牙漱口後，要用力深咳出第一口痰，將肺深部的痰液咳出，吐到無菌的檢體罐中保存，12 小時內儘速送檢。若來不及送檢，請將痰液檢體，置於 4 度 C 冰箱保存並儘速送檢。痰液檢體若保存不當，則會使細胞變性或崩解，而影響結果的判讀。

痰液檢查的優缺點

✓ **優點**　病友自行咳痰，檢體容易取得。

✗ **缺點**　要分 3～5 天取痰液，還要每天的第一口痰，對很多病友來説較不方便。

痰液抹片中要看到肺泡中的吞噬細胞（圖一），才是具有代表性的痰液細胞學檢查檢體，其所製成的抹片才能適合顯微鏡檢查，觀察有否癌細胞。**病友有時會吐出口水或痰液夾有食物的殘渣，則會影響檢出率。**

通常痰液細胞學檢查可檢查 3 至 5 套，即連續收集 3 至 5 天清晨的第一口痰檢體。

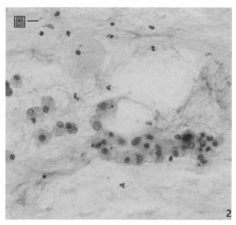

▲ 顯微鏡下的肺泡吞噬細胞。肺泡吞噬細胞是大小約 0.2 公厘（毫米）的單核球，可吞噬或清除外來的灰塵、病源菌等物，細胞質可見塵粒或空泡。

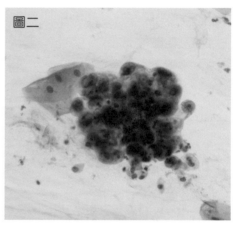

▲ 顯微鏡下的肺腺癌細胞。肺腺癌癌細胞通常排列成團，癌細胞較大、大小不一致、細胞核大且偏心、有核仁、細胞質有分泌的黏液空泡。

一套痰液檢體發現癌細胞的敏感度為 42％（圖二），但是五套痰液檢體的敏感度為 90％，如果三套的話大約 80％，因此，如果無法取到五套，則最少也要取三套才行。

咳不出痰的病友，可以用誘導的方式取痰，或考慮其他檢查的方法，如用支氣管鏡刷取病灶細胞；或沖洗支氣管黏膜再回收沖洗液，做細胞學檢查等。

BOX 臺大醫院的痰液檢查史

西元 1967 年，檢驗醫學部細胞檢查室由林吉崇教授創建後，再由郭壽雄教授將其發揚光大。至西元 2006 年郭教授退休時，非婦科細胞學年檢體量是 28075 件，2019 年增加至 41085 件，分別由詹一秀醫師、鄭文誠醫師和鄭祖耀醫師負責。而 2019 年與胸腔相關的細胞學檢體量為 7345 件（18%）。

胸腔內科林敬凱醫師則從事支氣管內視鏡超音波導引肺部病變，或淋巴結細針抽吸細胞學檢查的當場快速評估（Rapid On-Site Evaluation，ROSE）。

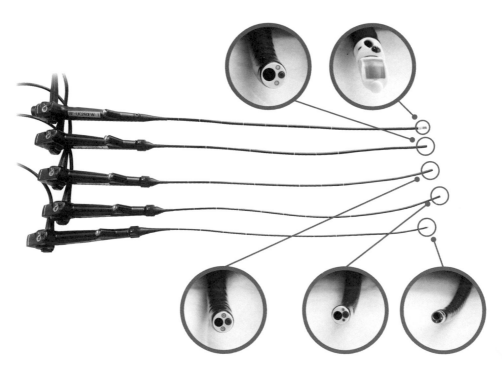

（2）胸部 X 光檢查

■ 張允中教授（臺大醫院影像醫學部主治醫師／臺大醫學院放射線科教授）

在所有的肺癌檢查中，胸部 X 光是最簡單、最直接的一種檢查。它是投射影像可以包含兩側肺臟、縱膈腔、心臟、胸腔大血管（包含主動脈）、橫膈膜、胸壁與肋骨等重要解剖學影像。因此可以很快速的在一張影像上大致判斷受檢者的狀況。

由於肺臟充滿空氣，因此在吸飽氣狀態下，很容易區分一些重要軟組織的解剖構造，也可以區別一些疾病的狀況，如下圖。

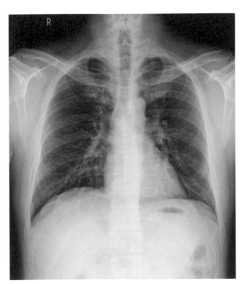

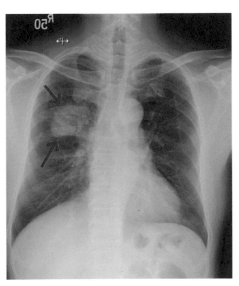

▲ 正常人吸飽氣的肺部 X 光，可以清楚看到心臟與縱膈腔輪廓，與分散在兩側肺臟的血管紋路。

▲ 這是肺癌病友的肺部 X 光，可以見到一個邊緣稍為不規則，位於右上接近肺門之腫塊（箭頭），為一種典型肺癌表現。

胸部 X 光檢查是投射影像，X 光在一次照射後投影在影像偵測板上直接呈像，而電腦斷層攝影（computed tomography，簡稱

肺癌的檢查與診斷

CT）則是必須有一個快速繞著身體旋轉的特殊 X 光球管發出 X 光，投射在多排的精細偵測器（multi-row detector），經過電腦快速處理影像資料，即可獲得三維體積影像，不會有單一方向投影構造或病灶重疊之狀況。

以肺部來說，**胸部 X 光檢查可以快速初步判斷是否有明顯肺部異常，例如肺炎、肺結核、肺癌、肺氣腫、肺積水、氣胸等各種肺部病變，這些狀況常常會有典型影像表現，是一種迅速又無痛的檢驗利器，對於臨床病情評估十分重要。**

另外，胸部 X 光檢查時間相當短，像拍一張照片一樣的快速。在照相時需吸飽空氣，然後閉住氣幾秒鐘，就可以讓影像品質清楚，而不受呼吸時胸腔上下活動的影響。

同時，因為 X 光檢查會有非游離性輻射產生，所以檢查需依照臨床需要而決定。臨床需要時接受必要的 X 光檢查之好處遠大於不檢查，但需採取合理的最低劑量，這就是**可合理達到的最低水平 ALARA（As Low As Reasonably Achievable）**的原則。

依照原能會的建議：健康成人每年的輻射量最好不要超過 1 毫西弗（1mSv），而一般的正

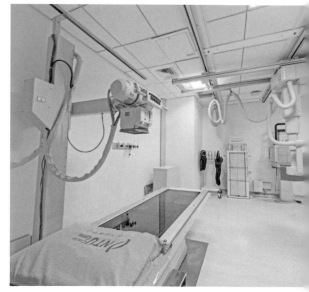

▲ 肺部透過 X 光檢查能看到大於一公分的腫瘤，但腫瘤若生長在不易發現的部位，則會影響到判讀。

面 X 光片，不論是站著或躺著照，輻射量約為 0.1 毫西弗；側面照的輻射量約為 0.3 毫西弗。當然，懷孕婦女也要儘量避免直接照射腹部骨盆腔之 X 光檢查，以免影響胎兒健康。**至於胸部 X 光或 CT 檢查，經醫師評估有必要時仍需檢查，一般還是安全無慮的。**

如果肺癌太小，例如腫瘤大小＜ 1 ～ 2 公分直徑或病灶位置與其他構造重疊，胸部 X 光不一定能夠偵測到，例如有些病變如果躲在胸部 X 光某些位置例如與心臟、縱膈腔或肺門重疊，或是被肋骨遮住，也會造成偵測上的困難。因此，如果懷疑有問題，仍應進一步安排電腦斷層攝影（CT）檢查。

胸部 X 光的優缺點

✓ **優點**　一目了然，做完立刻可以確認，對肺部的問題可以有初步及概括性的臆斷，不用耗時耗力等待。同時，輻射劑量最低，對人體傷害也最低。

✗ **缺點**　不夠精細，是二維投影平面影像，沒有立體感，很多進一步的細節必須再經由其他檢查做確認才行。懷孕的婦女如果臨床需要，還是可以接受胸部 X 光，但避免直接照射到腹部骨盆腔，在適當防護下應該不致影響胎兒健康。肺癌小於 1 ～ 2 公分常常看不到。淋巴結分期和遠處轉移評估相對 CT 困難許多。

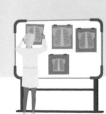
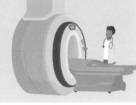

79

（3）電腦斷層掃描

■ **張允中教授**（臺大醫院影像醫學部主治醫師／臺大醫學院放射線科教授）

電腦斷層掃描（Computed Tomography，CT）是一種特殊的 X 光檢查，一般就直接簡稱「電腦斷層」，廣義來說也是屬於 X 光的一種，可以呈現橫斷面影像，因為不會被重疊的組織遮蔽，檢查精準度更高，因此是確診肺癌的主力檢查之一。

胸部 X 光檢查雖然可以對肺癌的診斷做出初步的判斷，但是電腦斷層掃描則可以進一步針對肺癌的大小、形狀和位置提供更仔細和完整的解剖影像及肺癌分期資料，為接下來的治療提供更多正確和細緻的資訊，讓醫療團隊能夠做出更精確的判讀，以擬定完善的治療計畫。

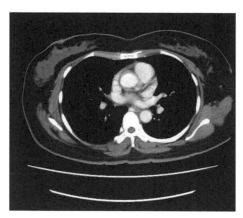 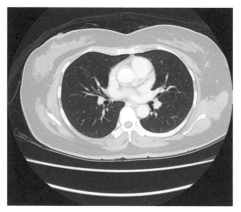

▲此圖是 45 歲女性直腸癌病友的正常常規胸部顯影電腦斷層影像，可見清楚縱膈腔與胸壁。　▲此圖則顯示同一張影像之肺部視窗（lung window），其肺臟亦無轉移。

因此，對肺癌評估來說，這項檢查能將肺部狀況用幾十至幾百張的不同切面影像構成精確的 3D 立體構造影像呈現，使複雜的立體

解剖結構得以完整重現，並在電視螢幕上清楚顯示出來，是一種既無痛又快速的檢查，除了能夠大幅提高肺癌診斷的準確性之外，更能夠做為肺癌標靶治療、化療或放射治療等後續追蹤治療反應的評估依據，是肺癌診斷和追蹤重要的利器。

綜合來說，肺癌的電腦斷層檢查可以達到以下幾個目的：

◎ 確診 X 光片上無法顯現或不確定的變化或病灶

包括發現氣管、主動脈周圍、脊柱旁、肺門附近的早期隱蔽性肺癌，以及胸膜病變的範圍等。

◎ 確定肺癌臨床 TNM 分期

包括腫瘤（T）大小位置、腫瘤是否有局部侵犯其它構造、淋巴節（N）病變與分布位置、是否有遠處轉移（M）等，做為治療方式或組合的依據。

◎ 評估肺癌在治療後或追蹤過程的變化

當然，這項檢查也有其缺陷，包括有增加檢查輻射線劑量和與靜脈注射顯影劑風險兩個部分。

如同胸部 X 光檢查一樣，電腦斷層檢查也會產生非游離輻射暴露。不過，以臺大醫院的高階設備來說，使用一些疊代運算（iterative reconstruction）與人工智能運算加上使用劑量調控（dose modulation）與較低輻射劑量檢查，所以仍有相同或更好的解析度。一般常規胸部電腦斷層檢查包含不注射顯影劑與注射顯影劑兩套掃描，約略輻射暴露在 5 ～ 6 毫西弗（mSv）左右。

近年來，大型隨機臨床試驗結果顯示，**肺癌篩檢使用「低劑量電腦斷層檢查」**（Low-dose chest CT，LDCT）**可以偵測更多早期肺癌，提升肺癌治癒的機會，是目前防癌的新趨勢**。劑量一般以一張 X 光片 0.02 ～ 0.05 毫西弗（mSv）計算，整個 LDCT 檢查下來，輻射劑量一般不會超過 1.5 毫西弗（mSv），體型較瘦小之受檢者使用高階儀器在一般體型，甚至可以接近 0.5 毫西弗（mSv）。

LDCT 一般還是只使用於健康無症狀者之篩檢，因為會犧牲掉一些解析度與增加雜訊，**對於肺臟小節結可以使用 1 ～ 1.25mm 切面評估其特性，但不適合使用於縱膈腔與軟組織評估，所以不適合在確診或疑似肺癌病患檢查**。但該檢查主要是做為預防篩檢的最佳方式，相關細節可詳見本書第 45 頁「肺癌的篩檢及預防」，這裡就不再重覆。

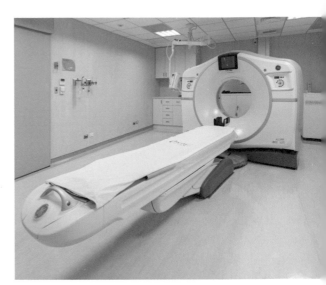

▲ 低劑量電腦斷層掃描可偵測早期肺癌，提升治癒率。

另外，為了讓電腦斷層的效果更明顯、影像更清晰，增加判讀的辨識率、準確性，一般都會注射顯影劑到血管內。有少數受檢者會對顯影劑產生噁心、嘔吐，甚至出現過敏性反應；腎功能不良者也不適合注射顯影劑，否則可能產生腎功能危害。但整體檢查之最適合方式，仍需由放射線科專家幫忙判斷，才能獲得最有利病患的結果。

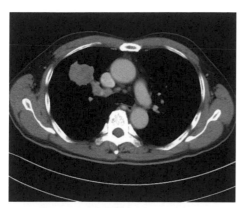

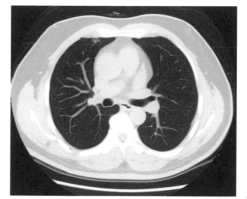

▲ 此圖是 64 歲男性右上肺葉肺癌病患之顯影電腦斷層影像,清楚可見肺癌腫塊與肺門淋巴病變,大血管亦清晰可辨識。

▲ 此圖是另一病友右肺呈現毛玻璃樣(箭頭)的早期肺癌低劑量電腦斷層影像,此種病灶在一般胸部 X 光檢查無法察覺。

　　不過,總結來說,電腦斷層檢查基本上對大多數人來說,都可以算是不會對身體造成不適或不良影響的良好檢查方式之一了。

電腦斷層的優缺點

✔ **優點**　非侵入性、快速、方便、立體影像清楚、細節更明確,對治療和追蹤幫助很大。

✘ **缺點**　有時必須注射顯影劑,對過敏或腎功能不良者不適宜;CT 仍有低劑量輻射線,建議依照醫師之指示做必要的追蹤。

（4）正子掃描與骨骼掃描

- **顏若芳**（臺大醫院核子醫學部兼任主治醫師）
- **黃潔宜**（臺大醫院核子醫學部主治醫師）

核子醫學，就是應用放射性同位素為病友做檢查及治療的相關診斷方式，可以進行相關檢查，是疾病診斷上的利器之一。本文介紹和肺癌最有相關的正子掃描和骨骼掃描兩項，相關檢查儀器如下說明。

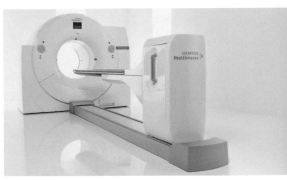

▲ 正子掃描可偵測癌症篩檢腫瘤位置、鑑別良惡性與期別，評估化療的成效。

◎ 正子掃描

正子斷層掃描（Positron Emission Tomography，簡稱 PET）一般簡稱為「正子掃描」，是核子醫學檢查其中的一個項目。

這是將類似顯影劑的氟 -18 標示的氟化去氧葡萄糖（fluorode-oxyglucose，F-18 FDG）注射入體內，再從儀器上確認檢查部位的狀況，而推測出病灶位置和狀況的一種檢查。

目前最廣為使用的藥物是利用腫瘤細胞代謝較快，會大量吸收葡萄糖的這種特性，作為臨床上疾病診斷的依據。一次正子掃描檢查約會接受 8 ～ 12 mSv（毫西弗）的劑量。**正子掃描**對局部性的肺癌確診功效不大（判斷有沒有得到肺癌），但其全身照射的特性，卻**對肺癌的分期判斷（有沒有淋巴、骨骼、腎上腺、或其他臟器轉移等）、治療效果如何，和追蹤有無復發等方面的正確率卻相當高。**

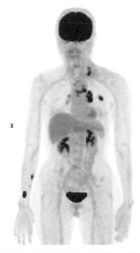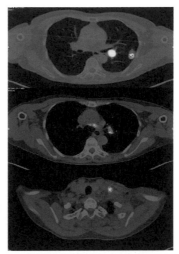

▲ 此圖為葡萄糖正子掃描之影像，左側為全身掃描像，右側由上至下，可看出患者為左上肺癌（右上），淋巴結轉移至縱膈腔（右中）與左側鎖骨上（右下）淋巴結。

正子掃描的優缺點

✓ **優點** 對肺癌的分期判斷、治療效果如何和追蹤有無復發等方面的正確率相當高；輻射劑量低，對人體傷害小。

✗ **缺點** 判斷有沒有得到肺癌功效不大，且檢查結果可能出現「偽陽性」，需要搭配其他檢查做確診的動作。

 骨骼掃描

肺癌確診後，確定分期以制定良好的治療計畫，達到優良治療效果就變成非常重要。**骨骼掃描就**是在確認分期當中和正子造影一樣是很重要的檢查項目之一。

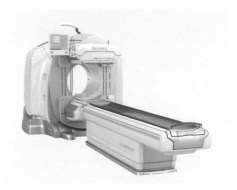

▲ 骨骼掃描可精準確認肺癌的病變期別。

※ 影像來源為 GE Healthcare

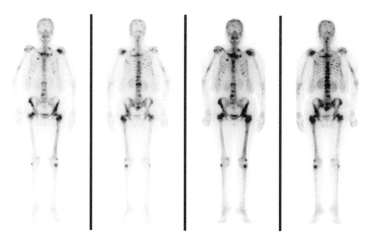

▲ 此圖為骨掃描之影像，影像顯示頭骨、脊椎骨、骨盆與左肩胛骨有多處骨骼轉移。

　　因為骨骼和腦部是肺癌轉移最常見的兩大部位，而一旦在這兩個地方發現病灶，就能確診為肺癌四期（**晚期**），則治療方式和早期及中晚期都不一樣。因此，骨骼掃描成為不可或缺的肺癌檢查項目之一。

　　骨骼掃描會注射一種名為「鎝 -99m 亞甲基雙膦酸鹽（Tc-99m MDP）」的顯影劑，利用顯影劑和成骨細胞結合的特點，透過掃描就能知道全身骨骼有沒有異常增生的情形，藉此找出有無肺癌骨骼轉移的證據。

骨骼掃描的優缺點

優點　簡單、方便、安全、非侵入性，且費用相對便宜，是判斷肺癌是否為四期的重要檢查之一。

✕ 缺點　可能有偽陰性或偽陽性產生。

（5）胸腔超音波導引穿刺術

■ 王鶴健（臺大醫院癌醫中心分院副院長）

　　胸腔超音波導引穿刺術，就是利用超音波定位出病灶（**肋膜積液或腫瘤**）的位置後，再用針穿過胸壁以抽吸或穿刺腫瘤，取得檢體，以供進一步診斷的一種檢查，是肺癌診斷上常用的一種方法。

　　穿刺針則有細針和粗（**切片**）針兩種。至於要用一種或兩種穿刺方式，醫師會根據病灶的位置、大小、患病的配合度等條件來做決定。

　　細針就是一般注射針的大小。用細針抽取的時候就如同一般打針一樣，但會給予局部麻醉，抽取出來後就能夠立刻染色，再經由顯微鏡檢查確認，馬上就能知道病變情形，初步判定有無癌細胞再送細胞檢查實驗室確認，可作為判斷病情最重要的直接證據之一。**這和一般的影像檢查相比，是最直接和有效的方式，這屬於「細胞學檢查」。**

　　粗（**切片**）針則約有原子筆筆芯大小，須先經局部麻醉後再進行。粗（**切片**）針取出的檢體

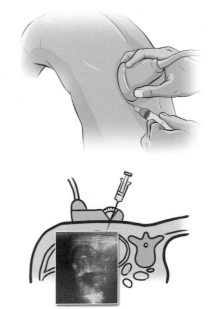

▲ 緊貼胸壁的肺腫瘤經由超音波導引探頭指引（如上圖和下圖），在病友配合下可以安全地進行經胸穿刺檢查。

體積較大，得以對檢體做更進一步病理或分子生物學的檢驗和分析。確認其組織型態和基因突變的情形，作為日後開刀或是用藥的整體治療依據，這屬於「病理檢查」。

不過，這項檢查必須病灶是貼近胸壁或是附近四周有肋膜積水等可作為超音波橋樑，才有辦法進行檢查。原因是因為超音波就是聲納，如同要探知海中的潛艇就可以用超音波偵查一般，而水就是橋梁。因此，臨床上在做這個檢查時，約有五六成的受檢者因為病灶的位置適合，所以才可以進行檢查，否則其他病友，必須以電腦斷層導引或內視鏡切片等其他檢查方式診斷之。

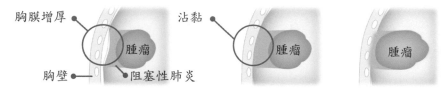

▲ 病灶（腫瘤）必須是靠近胸壁或是附近四周有肋膜積水等作為超音波橋樑，才有辦法進行檢查。

另外，目前還有一種特殊的「彈力超音波」模式可以提供病灶軟硬度的資訊，一般癌症腫瘤本質較硬，根據此資訊讓我們在做檢查時能夠更快速和正確決定取樣的位置，便於做出正確的診斷。

胸腔超音波導引穿刺術的優缺點

✓ 優點	1. 無放射線曝露、隨時可做、即時監控。 2. 細針抽取或粗針切片可以做細胞學、病理或分子生物學的檢驗和分析。 3. 安全性高，併發症少於 1%。
✗ 缺點	1. 只能確認罹患肺癌與否，進一步的期別鑑定則需要其他檢查確認。 2. 只有五六成適合病患可以進行，否則必須以其他檢查替代。

（6）支氣管鏡檢查&支氣管鏡超音波

■ **何肇基**（臺大醫院內科部副主任）

肺癌的支氣管鏡檢查是一項可以協助作為肺癌診斷及分期依據的檢查，也是所有相關檢查當中重要的一環。

◎ 支氣管鏡檢查簡介

肺癌的**支氣管鏡檢查**是利用直徑約 0.6 公分的支氣管鏡經由鼻腔或口腔進入氣管觀察，必要時可做切片及沖洗，以診斷肺癌等肺部疾病。

支氣管是連接上呼吸道到肺的通道，由氣管不斷的分支到終末細支氣管大概分支 14 ～ 16 次。支氣管鏡一般只能深入較粗的第四到第五個分支，等於是只能在高速公路等級的大馬路上穿梭；比較新的細徑支氣管鏡也只能深入到第五個到第六個分支，這樣算是可以深入到省道等級的馬路了。因此更細緻的支氣管分支，等於產業道路級別的羊腸小徑，就無法到達了。也就是說，**支氣管鏡只能檢查肺部比較中央的位置，這是一個主要的限制。**

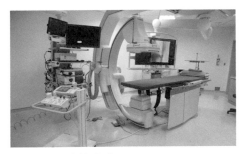

▲ 支氣管鏡檢查室。

支氣管鏡檢查可以考慮麻醉。一般不麻醉的支氣管鏡檢查，檢查過程中會有異物嗆入感，甚至部分窒息的感覺，但一定有足夠的空間呼吸，安全性高；同時，還會從鼻腔提供氧氣，並監測血氧飽和度，以確保氧氣的充足；另外，操作時病友不可說話，以免聲帶受傷。

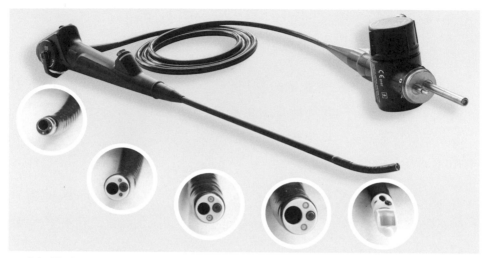

▲支氣管鏡相關的檢查儀器。

　　這項檢查的併發症會有呼吸道痙攣、缺氧等但都不常見。此外，若是接受切片檢查或沖洗會有發燒、菌血症等可能性但非常少見，氣胸的發生率則在 1 ～ 3％；如果病友如有慢性阻塞性肺病，或使用呼吸器者氣胸風險較高，也可能會有不等程度的出血風險，出血風險較高的族群主要為服用抗凝血、抗血小板藥物，或是肝腎功能異常病友。

◎ 支氣管鏡超音波簡介

　　支氣管鏡超音波即是將支氣管鏡及超音波兩種工具合而為一的檢查方式。支氣管鏡超音波原理就是將超音波的探頭縮小化，用來檢查肺癌等疾病的周邊病灶與檢查肺中央區域、縱膈腔、肺門的病灶，並可評估氣管及支氣管病灶侵襲管壁的深度。經由支氣管鏡送入到達病灶處做病灶影像攝取及組織採樣，更進一步做影像學的分析判讀及微生物學、細胞學、病理學的檢查，用來提高疾病的診斷率。

支氣管鏡超音波（Endobronchial ultrasonography，EBUS）又分為圓徑探頭（Radial-probe EBUS）和扇形探頭（Convex-probe EBUS）兩種。

● **圓徑探頭支氣管超音波**：以 20MHz 探頭定位支氣管周邊 360° 結構及病灶，再以切片夾取得病灶組織，是以檢查診斷為主，診斷率約為 70 ～ 80％。搭配其他的工具如現場細胞學檢查，診斷正確率可達 9 成。

● **扇形探頭支氣管超音波**：附有一個即時超音波影像鏡頭，並合併穿氣管針抽吸技術，可穿刺到支氣管外的淋巴結及組織做採樣，以進行檢體的化驗和分析，得到相關的病理證據，作為分期和治療的依據。

這主要可用於診斷縱膈腔內鄰近氣管的淋巴結，作為肺癌診斷、分期外，穿氣管針抽吸技術亦可用於類肉瘤（sarcoidosis）及結核淋巴病變等非惡性疾病診斷，診斷率約 90 ～ 95％。不過，弧形探頭支氣管鏡超音波因管徑較大，建議於全身麻醉下接受檢查。

支氣管鏡的使用，在即時影像包括透視影像（fluoroscopy）及即時電腦斷層輔助影像的發展下，可以到達的範圍已不是傳統支氣管鏡只能在肺門附近切片。最新的設備可以讓支氣管鏡到達肺部 90％以上的地方。

支氣管鏡切片的優缺點

 優點
1. 併發症包括出血氣胸，特別是氣胸比其他方式少。
2. 不會在體表造成額外的傷口。
3. 從縱膈腔一直到周邊肺部都是支氣管鏡可以切片的地方範圍廣。

✖ **缺點**
1. 檢查時間長。
2. 過程較不舒服，建議麻醉下實施。

（7）切片檢查

■ **何肇基**（臺大醫院內科部副主任）

　　肺癌的切片檢查，除了可以幫助診斷有無罹患癌症，還能進一步利用切片組織進行基因檢測幫助做出藥物選擇和治療計畫。

◎ 切片檢查簡介

　　肺癌的切片檢查有許多方式，如果已經轉移可以考慮直接在轉移處做切片檢查，但是骨轉移較不適合切片，主要是骨切片的處理過程會影響日後的基因檢測。至於肺部的切片，可以使用支氣管鏡，也可以利用電腦斷層或是經胸部超音波定位後再做切片檢查。

● 電腦斷層導引組織切片檢查：

　　是利用電腦斷層的定位與導引，經皮下穿刺把切片針引進病灶，抽取組織樣本，進行病理檢查，做出精確的診斷。除了肺部，這項檢查還可應用在肝臟、胰臟、淋巴結、後腹腔、骨盤腔、脊椎或其他部位。然而肺部切片特別需要病友積極配合，如果病友意識不清，就很難進行；同時，如果病友年紀還小，就可能需要全身麻醉才能進行檢查。切片完成後的 10～15 分鐘，需要調整呼吸的模式，減少可能引起的併發症。

電腦斷層切片檢查的優缺點

✓ 優點	1. 利用高度準確的定位，以獲取足夠的組織樣本。 2. 檢查沒有死角，準確率達到九成五以上。 3. 切片檢查所需時間短。
✕ 缺點	如果病灶太小，小於 1 公分的話，則無法成功獲取足夠組織樣本的原因。併發症發生率較高，以氣胸及出血為主，氣胸發生率 15～25%，需要進一步處理的比率約 5%，靠近肺門的病灶出血風險高，建議考慮其他切片方式。

● 經胸部超音波定位切片檢查：

與電腦斷層導引切片檢查非常類似，最大的差異是，經胸部超音波定位，腫瘤必須貼在肋膜上（胸壁），好處是切片是在即時影像下執行，較不容易氣胸，其餘的要求、禁忌及併發症與電腦斷層導引切片檢查相似。

肺癌切片檢查最常見的併發症是氣胸、咳血，或是血胸。其他的還有癌細胞造成肺栓塞、空氣栓塞、皮下或縱膈腔氣腫、積膿、氣管肋膜瘻管等情形，不過比例上非常少發生，不需要過度擔心。

不過仍要提醒以下幾類病友，不建議進行電腦斷層導引切片檢查：一是凝血功能有異常者；二是病灶處血管太多或是太靠近氣管或大血管時，檢查風險過高；三是有阻塞性肺氣腫、肺門脈高壓、肺氣泡擴大，或無法控制咳嗽的病友。

BOX 切片檢查會不會導致肺癌轉移？

「切片檢查聽說會導致肺癌轉移？」

這其實是一個誤解！切片檢查不至於導致肺癌轉移。如果切片檢查出來是肺癌，影像判斷是早期肺癌，不太可能短時間就變成四期、產生轉移，只要接受治療，例如直接手術開刀即可。

如果切片檢查時已經是晚期，已有其他器官或肺內轉移，切片檢查導致肺癌轉移就不會是重點，因為早已經有了轉移，反而更需要切片檢查確定診斷開始治療。因此，切片檢查不至於導致轉移，更不會使得早期肺癌變成末期肺癌。

（8）分子病理基因檢測

■ **蘇剛毅**（臺大醫學院醫學檢驗暨生物技術學系副教授）

　　癌症本身就是一種基因突變所導致的疾病，尤其肺癌的產生非常仰賴所謂「驅動基因突變」來促使癌症發生。

　　人體常見的肺癌驅動基因突變有 EGFR、EML4-ALK、HER2、KRAS、BRAF 等，東方人包括國人肺癌尤其以表皮生長因子受體（EGFR，Epidermal Growth Factor Receptor）這個趨動基因突變最常見，驅動基因突變讓原本正常的細胞不安於室而轉變成癌細胞。這些驅動基因突變的發現讓原本晚期肺癌除了化學治療或放射線治療，多了標靶藥物治療的選擇，不僅提升治療效果，也大幅改善治療生活品質。

　　而所謂標靶藥物治療，首要確認「標」與「靶」，「標」即藥物，「靶」即驅動基因突變，也就是說特定的「標」配合特定的「靶」，就是標靶治療。**晚期肺癌標靶治療，是以小分子藥物針對癌細胞上特定驅動基因突變進行抑制與毒殺**，而不具有特定驅動基因突變的正常細胞受到影響較小，因此**病友癌細胞是否具有特定驅動基因突變，決定特定標靶藥物是否有效。**

　　這就是為什麼病友在進行治療之前，必須根據每個人體內驅動基因突變的有無進行基因檢測，做為能否適合接受標靶治療的依據。如果有，就可以進行標靶治療；如果沒有，則建議接受其他治療，如化學治療或放射線治療。

◎ EGFR 基因檢測與標靶藥物的成熟

根據過去臨床研究與試驗顯示，東西方人的肺癌驅動基因突變樣貌有明顯差異，對東方人來說，約有一半以上的病友具有表皮生長因子受體（EGFR）這個肺癌驅動基因突變（對西方人而言，約只有一至二成具有），另外兩到三成的病友則有 KRAS、EML4-ALK、HER2、BRAF 等肺癌驅動基因突變，而剩餘約兩成病患則不具驅動基因突變或具有尚未明確之驅動基因突變。

因此，在晚期肺癌病友選擇治療策略前，根據指引，必須進行基因檢測，以確定特定標靶藥物治療的可行性與有效性。

目前在臺灣，表皮生長因子受體抑制劑的肺癌標靶藥物全民健康保險已經給付；另一方面，全民健康保險也在民國 108 年通過針對表皮生長因子受體突變的檢測給付，也就是說，從前端的基因檢測到後端的藥物使用，對半數以上的肺癌病友來說是一大福音；同時，有鑒於標靶藥物治療後產生之抗藥性，更進階的第二代，甚至第三代的表皮生長因子受體抑制劑標靶藥物也都在進行臨床試驗當中（臺大醫師領導的許多研究團隊皆為全球肺癌臨床試驗中佼佼者）。

同樣的，透過基因檢測了解，肺癌病友是否具有適合使用第二代或第三代表皮生長因子受體抑制劑標靶藥物突變，也是目前臨床治療上的標準流程。待臨床試驗完成配合基因檢測落實，將來勢必能針對肺癌達到更好的控制。

這也就是說目前表皮生長因子受體突變的基因檢測，基本上是肺癌病患必須要進行的標準流程之一。

除了表皮生長因子受體外，前述所提到其他驅動基因突變，部分目前也都有相對應的標靶藥物無論在開發中、進行臨床試驗中抑或已被核可使用，如針對 EML4-ALK 突變基因的標靶藥物已獲核可，但全民健康保險尚未給付。

◎ 肺癌病友的福音

除了表皮生長因子受體外，對有一部分具有已知肺癌驅動基因突變病患來說，無論基因檢測或是標靶藥物都還沒有全民健康保險給付，必須自費；對另一部分驅動基因突變尚不清楚的病患來說，更是只能選擇化學治療或放射線治療。

以上兩部分病患在治療過程中都受到經濟壓力與生活品質上的挑戰與衝擊，對此，臺大醫院提供病友兩項福音：**一是申請治療協助或是參加相關的臨床試驗；二是已投入於各種肺癌相關研究與新藥開發的研究能量。**

第一項申請治療協助，主要來自於臺大醫院社工室，提供病患在經濟、醫療、生活、安置上的建議，可以詳見附錄第248頁。此外，由於臺大團隊進行的肺癌治療相關臨床研究與試驗非常多樣，許多更與國際接軌，只要和治療團隊主動反應和討論，都有機會根據病患個體特性或是基因檢測結果，加入特定的新藥臨床試驗，可藉此得到很好的肺癌治療安排。

第二項投入各種肺癌相關研究，誠如前面所述，事實上，有近20％左右病患的肺癌驅動基因突變尚不清楚，或者具有的基因突變目前還沒有適合標靶藥物可供使用，對於這些病友請不要氣餒，因

為，臺大醫療團隊結合基礎研究學者、醫事人員與臨床醫師的研究能量，目前已經如火如荼在進行各項研究與試驗，目的就是儘快找出其他未知的肺癌驅動基因與開發相對應之標靶藥物，或者針對使用藥物後產生抗藥性而需要改變治療策略等問題進行解決，以符合病患的需求。

比如說，利用次世代基因定序（NGS，Next-Generation Sequencing）技術，大規模探索所有染色體上的突變（不僅限於上述已知的肺癌驅動基因突變），並且配合生物統計學的分析發掘與肺癌產生、惡化、轉移、藥物感受性相關的生物標記，加上藥物開發與臨床試驗，提供臨床醫師在治療病患上的指引與參考，這些都是我們一直在努力的目標。

又比如說，肺癌細胞是一個多變的細胞，除了驅動基因突變外，在其發展或遭受治療過程中，也伴隨許多基因突變的產生，這些突變都有可能是癌症復發、用藥無效、不良反應的生物標記，這些標記的基因檢測，有可能可以成為輔助病患治療的助手。

需要強調的是，第二項中提到基因檢測或是藥物開發，很多都還處於研究階段，在肺癌治療實務應用上，仍必須在臨床醫師的建議和指示下進行，我們希望這些成果在不久將來可以透過嚴謹的臨床試驗證實其效力，與前述表皮生長因子受體突變檢測一樣成熟，提供病患更完善的治療。

（9）液態切片（Liquid biopsy）

■ **廖唯昱**（臺大醫院胸腔內科主治醫師）

◎ 液態切片的定義

壞死或凋亡細胞釋放到血液中的 DNA，稱為循環游離 DNA（circulating free DNA，cfDNA），在腫瘤病友的血液中，部分 cfDNA 來自死亡的腫瘤細胞，這部分 DNA 就被定義為循環腫瘤 DNA（circulating tumor DNA，ctDNA）。液態切片（Liquid biopsy）就是透過血液中的循環腫瘤 DNA（circulating tumor DNA，ctDNA）進行檢測。

◎ 適合使用的時機

一般肺癌診斷時，會根據組織切片進行確診，因為組織檢體的檢測正確率高，同時組織切片可以進行基因檢測，來尋找驅動的基因變異和相對應的治療用藥，以便做好治療計畫並幫助治療達到最佳效果。

而當病友使用藥物治療後產生藥物抗藥性時，通常也會希望取得組織確認抗藥基因，但臨床上來看，有些受檢者卻因為以下三種原因而無法受檢：

原因一：腫瘤位置位於不容易取得之處，例如不位於胸壁，也不靠近支氣管，而是介於這兩個區域的中間且較深的位置。

原因二：腫瘤尺寸太小。

原因三：病友進行切片風險太高等，若因上述原因而無法獲取足夠的組織檢體時，就可以考慮採用液態切片的方式進行檢測。

◎ 使用目的

目的一：在無法取得組織檢體的狀況下，協助找到適當的治療與藥物用藥方式。

目的二：當腫瘤的抗藥性出現時，希望確認哪些基因的突變引發了腫瘤的抗藥性，液態切片可以及時反應肺癌病友對標靶治療的抗藥情況，例如具有 EGFR 基因突變的肺癌病友，使用 EGFR 抑制劑進行治療，然而治療一段時間後部分病友會產生抗藥性，繼發的 EGFR-T790M 突變是最常見的抗藥性因素，即可透過液態切片來檢測，如果能利用液態切片最大限度地進行檢測出抗藥性基因或能預測藥物的可能療效，將能有效提升生存期。

目的三：在某些狀況之下，因為腫瘤在不同轉移位置特性是不一樣而在治療上產生了不同反應，此現象稱為**腫瘤異質性**（tumor heterogeneity），對於癌細胞已經發生轉移的病友而言，僅僅取某個部位的腫瘤組織，並不一定能完全反應病友的整體情況，**液態切片有機會協助醫師了解腫瘤異質性的狀況，透過血液內的 ctDNA 能綜合地反應不同部位腫瘤的基因變異情形。**

◎ 限制

　　液態切片具有獨特的方便優勢和廣泛的應用發展空間，然而，現階段液態切片還不能夠取代組織切片的標準地位。液態切片所提供的資訊也還需要更靈敏的檢測技術做出的更大量的文獻和證據分析來佐證準確度相關資訊。

期待未來液態切片,透過次世代定序技術的進步可讓檢測基因數從目前的 70 個左右增加到 300 個以上。若未來液態切片可提供與組織切片所能提供的資訊更接近,那未來的應用將更加的普及。

組織切片 vs. 液態切片的比較

◎ 液態切片

1. 方便:隨時可做,掌握最新病情,快速調整用藥或治療方式。
2. 安全:直接抽取體液檢驗,不用動刀取出檢體。也不需要麻醉,不用冒器械進入身體的風險,也沒有輻射劑量,安全性高。
3. 整體:整體腫瘤的變異評估。

◎ 組織切片

1. 敏感:敏感度較高。
2. 準確:組織切片為檢測黃金標準,若為液態切片則需考量檢測方法的偽陽性及偽陰性,以確認檢測準確性。
3. 基因數:組織切片透過次世代定序的技術可測得超過 300 個以上的基因數,若液態切片目前僅能測得約 70 個基因。

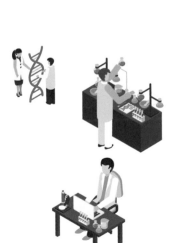
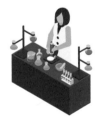
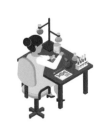

如何與醫師討論治療計畫？

■ 柯虹如、黃鳳珍、王茹宜、徐昕妤、武芮竹
（臺大醫院護理部腫瘤個案管理小組胸腔腫瘤個案管理師）

　　經過詳細完整的檢查，每位病友會從診斷期的焦慮不安，進入下一個治療階段，會面對複雜難懂的治療選擇。現今肺癌已進入精準醫療的時代，治療計畫除了評估每位病友的**日常體能狀態**（performance status；PS）（**參見本書第 146 頁**），更要針對期別及完整的基因檢測，經過胸腔腫瘤團隊會議，為每一位肺癌病友設計適合的治療計畫。這當中，腫瘤個管師的角色尤其重要，不僅會協助醫師向病友和家屬說明各階段的專業治療計畫，也會陪伴病友與家屬面對診斷及治療時的情緒支持及照護。

（1）知己知彼，百戰百勝

　　以臺大醫院來說，胸腔腫瘤治療包括內科、外科、腫瘤、放射等相關醫師。病友及家屬面對複雜又多專科的醫師，要同時熟悉環境，還要了解各專科醫師的說明，經常是霧裡看花，這時腫瘤個案管理師除了扮演病友及家屬在醫療團隊中溝通協調的橋樑，更從中提供諮詢，輔助病友及家屬充分了解疾病及個人化治療計畫與目標。

　　設定個人化的治療計畫後，胸腔腫瘤個案管理師則會幫助病友與家屬參與治療決策，縮短診斷期的猶豫不決，給予病友及家屬最大的信心，能儘快接受治療。

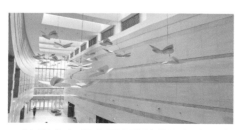

▲ 肺癌病友與家屬可以透過胸腔腫瘤個管師了解個人的治療計畫及諮詢療程的各種迷思。

為了提供每一位病友「精準醫療」，每週都會一同開會討論個案的病史與所有檢查報告，並透過胸腔腫瘤個案管理師雙向回饋個案的需求及狀況，依照「肺癌治療基本 SOP 流程圖」，這是臺大醫學院癌醫中心醫院楊志新院長和楊景堯醫師共同研究繪製出來的，設計病友的最佳治療計畫（**參見本書第 20 頁**）。

（2）循序漸進，漸入佳境

當個案進入治療期，腫瘤個案管理師除了幫助個案能順利的遵照治療計畫接受治療，最重要的是能在治療當中提供電話諮詢，並能協助及時處理副作用，追蹤個案是否在治療當中有非預期性的合併症，並提供衛教及說明急症的處理流程，加強病友自我照護的能力。**同時也提醒病友及家屬可以養成筆記的習慣，記下治療中的狀況，於返診時方便與醫師討論，幫助個案達到預期的治療和照護結果。**

（3）突破重圍，勝利在望

腫瘤個案管理師追蹤個案治療過程中，若發現病友的副作用及急症，會協助回饋團隊，以利醫療團隊可隨時調整、修正，並適時地依照病友的需求給予衛教，像是急診就醫的必要性，協助標靶用藥副作用皮膚科的轉介，復健科提升病友術後心肺功能恢復等，透過團隊的分工合作，一起幫助病友改善治療過程中的種種不適症狀，適時轉介以減少個案中斷或拒絕治療，提升治療的完成率，讓病友的抗癌之路更加順利。

肺癌復發與轉移 & 治癒及預後

■ **何肇基**（臺大醫院內科部副主任）

復發和轉移是肺癌治療的一大挑戰，再加上新的原發性肺癌（與原來肺癌沒有關聯，從其他原本正常的肺葉新長出的肺癌）出現的可能性，與肺癌這場的戰爭，可說是一齣沒有結局的肥皂劇。

病友及家屬最正面的想法就是「調適自己，把它當作慢性病，想辦法與之共存」，也就是面對、接受、處理、放下。雖然是老生常談，卻也是最正確的辦法。

本文分析肺癌預後、復發、轉移和新癌症可能出現的一些情形，讓病友及家屬能為接下來要走的抗癌路先做好心理準備。無論如何，醫師和醫療團隊都會一路陪伴與照護。

（1）治癒及預後

因為肺癌手術治療等治癒率數據每年都不一樣，因此無法有一個標準的統計數字，只能以預後五年的存活率探討。

右表提供臺大醫院統計 2012 至 2016 年的肺癌各期五年存活率的相關數字參考。

期別	五年存活率（%）
第一期 ➡	82.50
第二期 ➡	43.44
第三期 ➡	30.04
第四期 ➡	15.18

從此表就可以發現，愈早期發現，預後會愈好，尤其第一期和第二期之間的存活率相差最大，這顯示以下幾點：

● 一是肺癌早期的手術治療最有效。愈晚期，病情發展愈複雜，治療手段相對增多，但是治療效果就因人而異了。

● 二是預防篩檢的重要性不要輕忽。儘量早發現，就能達到愈好的治療效果，這是我們一再重覆的重要觀念。

當然，事情總是有兩面，也可反過來思考。幸好，這十多年來，隨著肺癌治療的快速發展，以往第四期（晚期）的肺癌全世界五年存活率不到 5％，發展至今，由於**臺灣擁有一流的手術、化療、放療、標靶治療、免疫治療、基因檢測等各種新的觀念、技術和藥物，才使得臺大醫院肺癌第四期五年存活率得以提升至 15％。**

再者，和其他癌症相比，肺癌的治療還有一大段很長的路要走，我們仍得戰戰兢兢，沒有得意的本錢。

（2）肺癌的復發

癌症的復發，簡單說就是在已經治療過且經過電腦斷層、核磁共振，甚至正子造影檢查等都證實腫瘤已經完全消失的情形下，經過若干時日後，癌細胞還是死灰復燃，重新生長壯大起來。當然，這最好經過重新採集檢體檢驗後確認是同樣的癌細胞，比較能確認是復發。

而癌症復發的區域除了原來的肺以外，還有可能在同一個器官內鄰近的淋巴區域，甚至復發是以遠處器官轉移來表現。

至於**肺癌的復發除了和期別有密切關係外，時間也是一個重要因子**。雖然大部分的復發都發生在確診後 3 ～ 5 年以內，但臨床上

超過 5 年才復發者也是有一定比例，這證明**追蹤治療絕對不可少，只要少一點警覺性，它就可能會捲土重來。**

總之，要和它共存，就必須認真對待它的存在，好好地盯著它，才能管好它。

（3）肺癌的轉移

癌症的轉移，簡單說就是癌症不只生長在原發的部位，更擴散到其他器官或系統了。如肺癌最常轉移的包含腦部、肝臟、骨頭和腎上腺等，就是最明顯的例子。

而對肺癌來說，只要轉移到其他器官，不論轉移出去的腫瘤數量是 1 顆、3 顆、10 顆，還是更多，都算是第四期了，治療時除非特例，否則就必須按照第四期的治療標準來治療。

另外，從病理檢查來看，我們判斷癌症是否轉移，就是根據轉移出去的癌細胞的細胞型態和原來肺癌細胞相似度來診斷，當然轉移的癌細胞與原來癌細胞的遺傳物質及表面抗原也會相似。

同時，針對這些轉移出去的癌細胞的治療，比如肺癌轉移到腦部，因為這些腦轉移的癌細胞和原來肺部的癌細胞型態是一樣，卻和真正的腦癌細胞不同，因此治療方式就必須和肺癌細胞是一樣的。同樣的道理，如果腸癌轉到肺部，就要依照治療腸癌的方式去做，不能當成肺癌來治療。

再者，轉移出去的癌，有轉移出去癌症影像學檢查的特徵；原發性的癌有原發性癌症的影像學檢查的特徵，兩者可以區隔出來。

因此，以肺癌的骨轉移來說，因為一般透過正子造影、骨骼掃描或電腦斷層等影像檢查時，就可以很明顯看出骨轉移病灶的特徵，所以，除非治療時發生其他狀況，否則就會先直接當作肺癌骨轉移施治，真有其他情形時，再進行切片等病理檢查，並做其他處置即可，但這種情形，實務上不常見就是了。

（4）如何區分轉移、復發，還是新癌症？

其實在肺癌治療實務上，儘管相關部分的發展已經算得上日新月異，但依然存在很多診斷上的盲點，沒有想像中這麼簡單。比如說如何區分新出現的腫瘤是復發？還是新的原發性肺癌？**影像學上，復發與新的原發性肺癌有些不同，但是要確認，仍需比對新出現腫瘤的遺傳訊息（基因）是否與之前的癌細胞相同或不同。如果基因表現不同，才能確認是新的原發性肺癌。**

我們只能說，癌症的生成是個人體質和環境互動因素的結果，肺癌尤其明顯。每個人的體質（基因）和生長的環境都不一樣，罹癌與否自然不同，罹癌後復發、轉移，甚至長出新的原發性肺癌的狀況也大相逕庭。

從肺癌臨床上的研究來看這個問題，由早期肺癌手術後切下來的癌細胞檢體的病理研究顯示，每位病友的癌細胞基因表現都不一樣，有些表現就會使得轉移容易發生。簡單講，會不會復發、轉移，或是生成新的肺癌，每個人都不相同。

醫界目前雖然知道有些肺癌病友容易轉移可能與癌細胞的基因有關，但到底是哪些基因容易導致肺癌的轉移或復發，儘管目前相關的研究已經非常豐富，也都觀察到這些現象，卻依然缺乏一套被公認的完整而具說服力的標準可以跟病友解釋，哪些病友容易轉移，或是哪些病友不容易轉移之類的問題。

雖然普遍認為對於預防復發、轉移，或是新的原發性肺癌的生成目前沒有好的方法可以為之，**但不論如何，我們可以做的防範就是針對肺癌治療完成後，依然要進行持續追蹤和監控，以備萬一復發、轉移或是生成新的癌症能夠儘早治療。**

如果有持續追蹤的話，即使發現轉移或復發，腫瘤通常都比較小，就算有好幾顆，處理起來自然也容易許多，治療效果也會較好，只要根除了，有些病友甚至可以存活很多年，這就是及早發現，及早治療的最大好處，也就是最好的處理辦法。

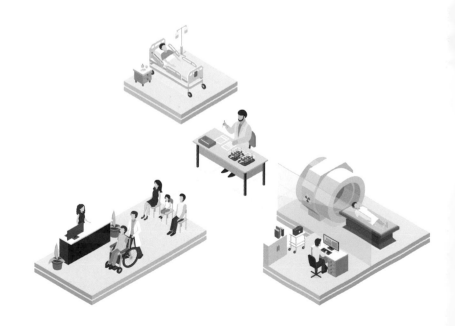

PART3
肺癌分期與治療──
分期不同，選項也不同

◆ **肺癌的分期**

一般常見的肺癌分期都是指非小細胞肺癌的分期。分期最主要目的，是用來評估肺癌病友的疾病嚴重程度，以及根據不同的期別，選擇合適的治療方式，同時預測治療的效果及日後病患的存活率。

◆ **治療的選項**

肺癌的治療已經衍生出許多不同的治療方法。除了傳統的手術、化療、放療之外，近幾年來興起的標靶治療、免疫療法更是未來治療的重大發展。

◆ **認識肺癌治療新趨勢**

有七大新趨勢：磁導航（檢驗新趨勢）、單孔無管微創胸腔鏡手術（手術新趨勢）、手術前化療加免疫治療（治療新趨勢一）、立體定位放射線治療（治療新趨勢二）、微波消融術（治療新趨勢三）、電場療法（治療新趨勢四）、免疫治療擴大運用（治療新趨勢五）。

肺癌的分期

■ 林孟暐（臺大醫院胸腔外科主治醫師／臨床教授）

很多病友第一時間最關心最在乎的，往往是希望知道自己確診的肺癌是第幾期？然後就會自行參考一些資料推斷治癒率有多大？擔心自己還能活多久？固然知道自己是第幾期可以更加了解病情，但如果太在意反而礙事，因為相同的期別仍然存在不同病友個別的差異，並不需要因為被診斷的期別已是晚期而感到氣餒沮喪。

因此，我們都會建議病友及其家人，當務之急應該是把心力用在積極配合醫師的診治，並專注在病情的改善與控制，以及調整自己接下來的人生步伐。

再者，因為不同的肺癌，後續造成的結果和治療效果都不一樣，所以在談肺癌的分期之前，我先簡要說明肺癌的分類，讓讀者明瞭彼此的因果關係後，再說明如何分期和不同期別的主要治療方式。

（1）肺癌的分類

肺癌一般分為**小細胞肺癌**（Small cell lung cancer，簡稱「SCLC」）及**非小細胞肺癌**（Non-Small cell lung cancer，簡稱「NSCLC」）兩種。

小細胞肺癌罹患的人數比例較少，大約占肺癌病友的 5 ～ 10% 左右。研究顯示，其和抽菸的關係密切，因此病友多為男性；且其病程發展迅速，很容易就經由淋巴或血液轉移到其他部位，因此較多病友無法開刀治療，一般都是以化學治療及放射線治療為主。再者，小細胞肺癌由於發病快速，較難掌控，預後相對較差。

小細胞肺癌的分期可以有無轉移為區隔，區分為**侷限期**（Limited stage）和**廣佈期**（Extensive stage）。前者指病變侷限於單側肺部，但可併發同側或雙側肺門及縱膈腔淋巴結侵犯；後者則是指，疾病範圍超越侷限期（例如有遠處器官轉移），無法以一個放射線治療範圍來涵蓋。

非小細胞肺癌罹患的人數占大多數，大約占肺癌病友的 90％左右。主要常見包括**肺腺癌**（adenocarcinoma）和**肺鱗狀細胞癌**（squamous cell carcinoma）兩種。

肺腺癌是肺癌中最常見類型，**在臺灣地區，肺腺癌的人數約占非小細胞肺癌的七成左右，病友以沒有抽菸的女性居多。肺鱗狀細胞癌與抽菸關係最為密切，因此病友多為男性。**

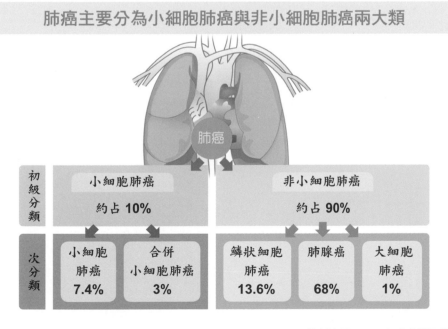

肺癌主要分為小細胞肺癌與非小細胞肺癌兩大類

初級分類	小細胞肺癌 約占 10%		非小細胞肺癌 約占 90%		
次分類	小細胞肺癌 7.4%	合併小細胞肺癌 3%	鱗狀細胞肺癌 13.6%	肺腺癌 68%	大細胞肺癌 1%

※ 資料來源：2016 年癌症登記報告

111

（2）肺癌的分期

　　由於非小細胞肺癌為最常見的肺癌，一般常見的「肺癌分期」講的都是非小細胞肺癌的分期。

　　分期最主要的目的，是用來評估肺癌病友的疾病嚴重程度，以及根據不同的期別，選擇合適的治療方式，同時預測治療的效果及日後病患的存活率。至於要如何從肺癌的分期中來分辨病友的嚴重程度，我們可從表一「國際肺癌 TNM 分期系統 & 治療方式」來做說明。

　　由於通常都是醫師直接告訴病友和家人是第幾期，如第一期B、第二期A，或是第三期B。知道分期時，再來參考表一，就能一目了然知道接下來該怎麼做了，讓自己和家人都做好心理準備，和醫療團隊一起對抗癌症。

　　舉例來說，如果是第一期 A 的病友，參考表一「國際肺癌 TNM 分期系統 & 治療方式」就會知道這代表是早期、腫瘤體積較小、沒有淋巴結侵犯，所以手術後只要定期追蹤即可，而且預後良好。

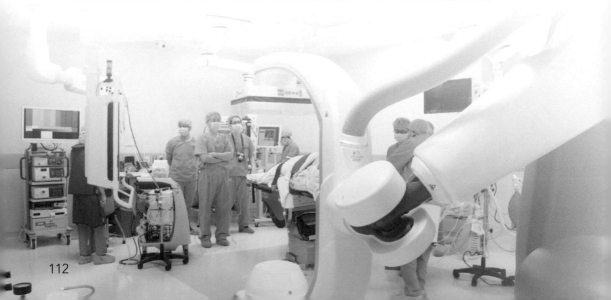

表一：國際肺癌 TNM 分期系統 & 治療方式

	期別		代表意義	主要治療方式
早期	IA 第一期 A	IA1：T1aN0M0 IA2：T1bN0M0 IA3：T1cN0M0	腫瘤體積較小，且沒有淋巴結侵犯時，可以手術切除病灶，且預後良好。	手術
	IB 第一期 B	T2aN0M0		手術之外，三公分以上腫瘤可口服抗癌藥物「UFUR」。
	IIA 第二期 A	T2bN0M0	腫瘤體積較大，侵犯胸壁或出現腫瘤附近淋巴結的轉移，仍可手術切除，但預後較第一期稍差。	先手術，之後再化療。
	IIB 第二期 B	T1-2N1M0 T3N0M0		
	IIIA 第三期 A	T1-2N2M0 T3N1M0 T4N0-1M0	有同側縱膈腔或對側的淋巴結轉移，多數病友仍有機會接受手術治療。	依據病情，可考慮先手術後加上術後輔助化療，或是先接受前輔助化療後再接受手術。
晚期	IIIB 第三期 B	T1-2N3M0 T3-4N2M0	腫瘤可能有同側縱膈腔或對側的淋巴結轉移，無法手術切除乾淨。	化療、標靶治療、免疫治療、放射線治療等非手術治療。
	IIIC 第三期 C	T3-4N3M0		
	IVA 第四期 A	T1-4N0-3M1a-b	已有惡性肋膜積水、對側肺臟轉移，或遠處器官的轉移，治療以非手術之藥物治療及放射線治療為主，原則上不建議手術切除。	
	IVB 第四期 B	T1-4N0-3M1c		

　　至於表二「國際肺癌腫瘤本身大小、位置（T）臨床分期系統」、表三「國際肺癌淋巴結轉移（N）臨床分期系統」和表四「國際肺癌遠處器官轉移（M）臨床分期系統」，則是國際上對肺癌依據相關條件做出的評估和分級。

表二：國際肺癌腫瘤本身大小、位置（T）臨床分期系統

分期	特　徵
T0（Tis） T0（AIS）	原位癌 肺腺癌的原位癌
T1a	原發腫瘤最大徑 ≦ 1cm；微浸潤性腺癌（MIA）；深度僅侷限於氣道表面之任何大小腫瘤
T1b	原發腫瘤最大徑 > 1cm，≦ 2cm
T1c	原發腫瘤最大徑 > 2cm，≦ 3cm
T2a	腫瘤最大直徑 > 3cm，≦ 4cm；腫瘤侵犯至臟層肋膜、主支氣管；產生肺段或肺葉不張或阻塞性肺炎
T2b	原發腫瘤最大直徑 > 4cm，≦ 5cm
T3	原發腫瘤最大直徑 > 5cm，≦ 7cm；腫瘤侵犯至胸壁、心包膜、膈神經；腫瘤同一肺葉出現衛星結節
T4	原發腫瘤最大徑 > 7cm；腫瘤侵犯至縱膈、橫膈膜、心臟、大血管、喉返神經、隆突、氣管、食道或椎體；原發腫瘤同側不同肺葉出現結節

表三：國際肺癌淋巴結轉移（N）臨床分期系統

分期	特　徵
N0	未發現任何淋巴結轉移。
N1	發現淋巴結轉移：腫瘤附近的支氣管周圍淋巴結；或同側肺門淋巴結轉移。
N2	發現淋巴結轉移：同側縱膈腔淋巴結；或隆突下淋巴結轉移。
N3	發現淋巴結轉移：對側縱膈腔淋巴結、對側肺門淋巴結、任何一側鎖骨上淋巴結轉移。

表四：國際肺癌遠處器官轉移（M）臨床分期系統

分期	特　徵
M0	未發現胸膜或遠處轉移
M1a	胸膜播散（惡性胸腔積液、心包積液或胸膜結節）；原發腫瘤對側肺葉出現衛星結節
M1b	單處肺外轉移
M1c	多處肺外轉移（單一器官或多器官）

臨床分期 & 病理分期的區別

手術前或無法接受手術的病友，因為沒有手術後的腫瘤病理檢體，所以需依據胸部 X 光、電腦斷層、正子掃描、骨骼掃瞄以及支氣管鏡等檢查的結果，來判定病友的腫瘤分期，這稱為「**臨床分期**」。

若有接受手術的病友，依據手術所取得的腫瘤與淋巴結檢體，進行病理分析所得到的分期，稱為「**病理分期**」，因為有確切的病理報告判斷腫瘤侵犯的程度，以及淋巴結轉移的情況，因此較臨床分期更為準確。

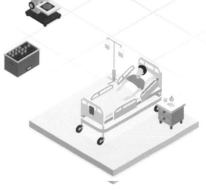

同時，肺癌的 IIIB 期別以後，由於主要的治療為非手術治療，無法取得手術病理檢體，因此往往只有「臨床分期」，而沒有「病理分期」，這點要特別說明。

治療的選項

　　肺癌病友經由醫師確診而得知自己的分期，對於後續癌症的治療很重要，唯有如此才能按期施治，達到治療的最佳效果。尤其以病情複雜、多變著稱的肺癌更是如此。慶幸的是，儘管肺癌難纏，肺癌的治療卻也相對衍生出許多不同的新治療法。

　　除了傳統的手術、化療、放療之外，近幾年興起的標靶治療、免疫療法更是未來治療的重大進展。

（1）治療方法的新進展

　　標靶治療的出現帶給肺癌四期病友更多的希望，另外這幾年免疫治療的興起，讓肺癌治療進入一個新境界，也多了一項新利器得以對抗肺癌細胞。

　　而手術、化療和放療這三種傳統療法也都有新演變，讓治療效果也顯著提升。**尤其「單孔無管」微創手術，不僅是臺大肺癌團隊傲視國際的新手術方式，也讓一、二期的病友能夠有更好的療效和手術品質，手術風險更是大大降低，對術後追蹤和治療的幫助更是多了一層保險。**

　　化療方面開發出許多新藥如愛寧達（Pemetrexed），不僅療效增加，副作用也大幅降低。還有病友因為反應良好、副作用低，使用了 100 個療程（1 個療程大約 3 星期），也就是將近 6 年的時間，可見其進步的幅度。

放療（俗稱的電療）則在定位技術有長足的進步，如立體定位放射線治療，不僅更為精準，效果也很好。

總結來說，肺癌雖然難纏、多變，但隨著治療方法和技術的新突破愈來愈多，也讓病友的抗癌之路，看見更多的希望。

（2）分期治療的選項

即使肺癌複雜多變，治療也非常多樣性，但還是有脈絡可循。我們依照分期將各期治療原則說明如下，供讀者參考。另外，也可同時參考前言所附的「肺癌治療基本SOP流程圖」（參見第20頁）。

參見第20頁

◎ 一、二期的早期治療：術後要監控一輩子

一、二期的治療以手術治療為主，相對單純許多，只要做好治療並且定期術後追蹤，持續監控，即使復發或轉移，都較容易處理。

不過仍要特別提醒，肺癌的復發和轉移的比例，相對其他癌症來說，都算是相當高，所以儘管是早期肺癌，手術也做得很好，但還是不要輕忽肺癌，一定要持續監控一輩子，才能不為其所治，這點很重要。

◎ 變複雜的三期：靜中藏動，小心應付

第三期的肺癌，產生的變化就比較多了。一般認為，3A 可以手術，3B 除了部分情形外，不適合手術。當然這都還要依據病情決定，沒有絕對的事情。

可以手術者，當然要手術；無法手術者，一般治療原則是化療合併根治性的放療，同時視病友病情和條件允許，還可加上輔助性的免疫治療，療效會更好。

不過，同時化放療的副作用會比較大，這點可在做治療的同時，也要和醫師及時反應，讓醫師根據狀況做出調整。基本上都可以有很好的處置，讓治療既有效，副作用的產生也最小。

如果病情反覆，自然由醫療團隊做出相對應的治療措施，這部分到時候再和醫療團隊討論即可。

至於標靶治療，目前還是以第四期病友為主的治療方法，但是未來這種療法是否可以應用到第三期，希望會有令人期待的發展。

◎ 詭譎多變的四期：依症施治，輕忽不得

第四期的治療如果適合標靶治療，自然是首選。如果不適合，就是免疫治療為首選。如果兩者都不行，才是化療。

經過基因檢測確定可以標靶治療者，會一直施用到出現抗藥為止，然後再由醫師判斷能否服用另外的標靶藥物，可以就繼續服用，直到標靶藥物都無效為止，再改成化療；或是沒有辦法另外服用標靶藥物，就直接化療。

如果是一開始就沒辦法進行標靶治療者，醫師就會判斷是否能進行免疫治療，可以自然最好，否則就進行化療。

好消息是，進行化療的同時，如果條件允許是可以加上免疫治

療的，而同時使用兩種治療比單獨各自使用效果更好；同時，如果還能另外再加上抗血管新生藥物「癌思停」效果還能更好。由此可見，天無絕人之路，目前肺癌治療的多樣性令人興奮。

總之，儘管肺癌第四期的變化多端到令人目不暇給，但萬變不離其宗，一定會有頭緒出現的，我們只要抱持希望，在這些新治療技術和藥物的幫助之下，達到控制病情的目的，再隨著舊方法的改進和新方法的出現，相信經過一段時日，就能讓我們和癌症共存，與它和平相處。

最重要的是，我們看待肺癌不要太在意，又不能不在意。看得過重，失去了平常心，生活被綁手綁腳也不行；反之，完全不在意，等到它大咬一口時才驚覺，更不行。

唯有承認它、面對它、處理它、最後放下它，才能超越它，讓人生圓滿。

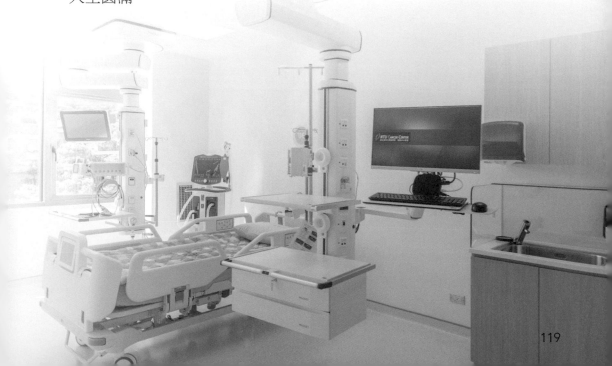

認識肺癌治療新趨勢

■ **施金元**（臺大醫院胸腔內科主任）

肺癌的治療不只非常多樣化，從檢驗、手術，到各式各樣新的治療方法，這些年來不斷推陳出新。當然，這些肺癌新趨勢都代表了新的希望，對病友和家屬來說自然都是好事。

本文介紹的相關新趨勢、新技術和新治療，有些會在本書其他篇章詳細說明，沒提及的也可在本文獲得相關醫療新知。

（1）檢驗新趨勢 磁導航

這項新技術是肺部檢驗或是手術中一種新的定位方式，一般簡稱**磁導航**。

簡單說，就是醫師在檢驗或手術時，會在病友肺部裝上「GPS定位系統」，能夠精確將支氣管鏡的探頭深入引導到可疑位置，進行標記、取樣，甚至手術。

這項新技術可以深入肺泡，讓肺部檢查無死角。主要適用於診斷肺結核、肺腫瘤、間質性肺病等肺部的疑難病灶；還可以用於診斷淋巴結腫大、淋巴結結核或是腫瘤淋巴結轉移。

（2）手術新趨勢 單孔無管微創胸腔鏡手術

以往早期肺癌或部分中晚期肺癌的手術都需要插呼吸管、胸管、尿管等三管。其中，呼吸管是幫忙維持呼吸，胸管則協助引流，

而手術時間長需要尿管導尿。這些都讓病
友非常不方便，也深感困擾並飽受折磨。

現在，臺大醫院胸腔外科首創的「單
孔無管微創胸腔鏡手術」已成為肺癌手術
的主流。免插氣管的胸腔鏡手術，不僅減

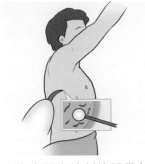

▲ 臺大醫院首創的單孔無
管微創胸腔鏡手術。

少全身麻醉造成的傷害，還使病患更快恢復。不只麻醉藥用量省、
保留更多肺功能，開完刀隔天就能出院。

因此，以後肺癌手術的趨勢，是結合最新科技，配合傷口微創、
切除微創，以及麻醉微創，提供病患高科技、高品質的手術。目前
臺大醫院開胸手術的比例已經不到 5％，其餘 95％都使用胸腔鏡手
術，顯見此手術日益增加的重要性。

（3）治療新趨勢一　手術前化療加免疫治療

肺癌第二期或第三期，經過醫師評估後還可以開刀者，現在為
了降低復發機率，很多時候會在開刀前提早進行化療加免疫治療。

統計顯示，目前看起來成效還不錯，可以有效殺死癌細胞。如
果順利，以後可能會變成治療標準程序的一環了。

（4）治療新趨勢二　立體定位放射線治療

針對肺癌的病友，立體定位放射治療的特色就是能夠以精準的
對位方式，每次對癌細胞進行高劑量、少次數（通常為 1 ～ 6 次，
不超過 10 次）的療程，達到足夠的殺傷癌細胞的能力，卻還能減
少對周邊正常組織與器官的傷害，是一種非常精準的放射治療。

這種方式短期療效佳，且不具侵入性或低侵入性，不需麻醉，會是肺癌治療一個很好的新方式之一。

（5）治療新趨勢三　腫瘤消融術

對於無法手術、晚期或是復發的肺癌病友來說，一般稱為微波治療的「微波消融術」是肺癌治療的一種新選擇。

這個方法的原理就和微波加熱食物的原理一模一樣，只是它的溫度可達攝氏 60 ～ 150 度，足以燒死癌細胞，達到治療效果。微波治療就是利用電腦斷層掃描系統的指引，將微波探針經皮膚穿刺，置入病灶處，微波消融時間約 10 ～ 15 分鐘。儀器可以控制微波消融範圍，防止過多的熱能造成腫瘤消融區外的傷害。

同時，微波治療雖可以單獨施術，但與其他療法配合，更能使治療效果達到最佳。如果腫瘤小於 3 公分且距離肺門超過 5 公分，會有較好的治療效果。較大的腫瘤則需要使用多支微波探針或分次進行。如果病灶數量過多，或是疾病較嚴重時，必須搭配化療或標靶治療，以增加治療效果。但是，懷孕、植入心臟節律器或凝血功能不佳者，不建議使用此術。〔延伸閱讀第 258 頁沒有傷口的微創手術─影像導引腫瘤消融術〕

（6）治療新趨勢四　電場療法

最新抗癌技術「電場療法」，利用低強度、中等頻率的交互變換的電場，可有效抑制癌細胞分裂，不只安全、無副作用、對正常細胞無傷害、有效清除癌細胞以外，還擁有能預防復發和轉移等的獨有優勢，不久的將來可能成為肺癌病友的新選擇。

電場治療肺癌的原理是利用電極產生適當強度和頻率的外電場，干擾腫瘤細胞分裂和生長，進而破壞、消滅腫瘤細胞。它可以精準有效清除癌細胞、也沒有任何手術創傷或放化療的副作用，且對人體正常細胞則明顯無害，還能增加化療效果。

而且，它的治療方式非常簡便，對肺癌病友來說，只要穿著裝有電子振盪器的特殊服裝，就能邊治療邊過正常生活，幾乎不會感到不方便，這應該就是這個治療最大的優勢了。而對腦癌病友來說也很好，只要帶著一個頭罩就能進行治療，一樣不影響日常生活。

(7) 治療新趨勢五 免疫治療擴大運用

免疫治療是目前方興未艾的一項肺癌治療中非常重要的新發展，接下來的新趨勢不僅已由後線治療變成第一線治療，還可能提前到早期或局部中晚期使用，更還會與其他療法合併使用，以增加治療的效果。

目前已知最有效的合併療法是第三期的治療時在放化療後使用，效果不錯。接下來，很可能會提前到手術前就做免疫治療，以縮小腫瘤讓手術更容易進行；至於免疫治療加上標靶治療，在肺癌部分雖然反應不好，有併發症和副作用產生，但對於腎臟癌，採用這個治療方式效果則不錯。

另外，免疫治療加上抑制血管生長抗體（*例如：癌思停*）目前效果還不錯；免疫治療加上化療再加上抑制血管生長抗體，可能是未來治癌新趨勢的主力之一。

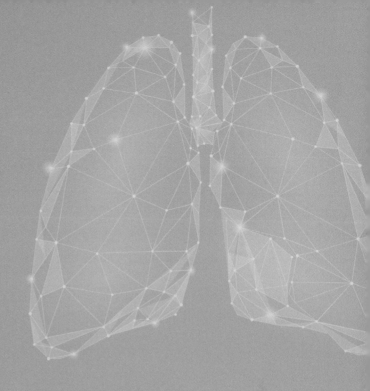

PART4
有效預防復發及轉移──
早期肺癌的治療

◆ 手術治療

早期肺癌由於腫瘤小,手術只需要
小傷口就可以有很好的治療效果。
近幾年來發展的單孔無管微創胸腔
鏡手術,術後恢復更快,更安全,
治療效果更好。

◆ 早期放射治療

早期和局部中晚期病友（也就是一
期至三期A）的治療當中,儘管手
術治療是最直接且有效的方式,卻
有某些病友因為無法手術或手術無
法改善預後,所以必須接受放射治
療,這也就成為這些病友最重要的
局部治療方式。

◆ 術前或術後的治療

手術後,除了第一期早期,基本上
建議追加術後的治療（目前以化療
為主也可加上局部放射治療,免疫
療法、標靶藥物也可以使用但必須
與醫師討論）,來降低復發的機率。

◆ 肺癌預後追蹤與常見檢查項目

預後追蹤的檢查可以視為「肺癌健
康檢查」。我們關注的不只是會不
會復發的問題,而是要注意有沒有
新的腫瘤再產生。

手術治療

- **陳晉興**（臺大醫院外科部主任）
- **蔡東明**（臺大醫院胸腔外科主治醫師）

　　早期肺癌最為理想的處理方式，是腫瘤的手術切除。手術切除是唯一可以有效根治肺癌的方法，但前提是必須早期發現、早期治療，治療的效果才會好。近年來，國內大力推行的「低劑量電腦斷層掃描」，是目前唯一能夠早期診斷肺癌的篩檢工具。隨著電腦斷層掃描的推廣，越來越多早期肺癌被篩檢出來，手術治療的方式也有很大的改變。

　　早期由於沒有好的篩檢工具，進行肺癌診斷時，常常已經是非常的嚴重，必須要用開胸手術的方式治療。不僅傷口大，病人術後恢復非常的辛苦。然而，早期肺癌由於腫瘤小，手術只需要小傷口就可以有很好的治療效果。近年來發展的內視鏡微創手術，手術患者術後恢復更快，更安全，治療效果更好。

　　本文從肺癌手術的術前準備開始，手術方式，一直到住院、術後照顧和復健，期望患者能夠更安心地接受這個治癒率非常高的新創治療方式。

（1）術前評估

　　當初步檢查懷疑有肺腫瘤的患者，外科醫師必須做以下的評估，包含手術適應症，術前檢查，手術方式…等等術前的準備工作。

◎ 手術適應症

最長徑小於 3 公分的肺部腫瘤，稱之為肺結節。**檢查後如果有發現肺結節，其實不需要太過擔心，因為絕大部分的肺結節都是良性的**。因此，重覆的電腦斷層掃描是有幫助的，因為如果是良性結節，可能在三個月之後就會縮小或是消失，病人也免去開刀的風險。

手術適應症，意思是指何種情況下需要以手術處理。一般只要有以下幾種情形：

- 初步檢查確認腫瘤在 0.5 公分以上，且經過多次的追蹤發現腫瘤大小有持續變大，懷疑是肺癌者。

- 檢查發現大於 1.0 公分以上，懷疑是肺癌者。

◎ 術前檢查

經外科醫師評估後，認為需要接受手術的病人，會進行一系列的術前檢查，包含肺功能檢查，心臟超音波檢查，血液檢查……等。抽血是一項很常用的檢查，可確認肝腎功能是否正常？糖尿病控制的程度，身體電解質平衡狀況，凝血功能是否正常？身體有無發炎感染？

肺功能檢查是評估肺臟功能最好的評估。藉由判讀人體吸氣和吐氣的狀態，得知目前的肺功能是否正常。人體共有五片肺

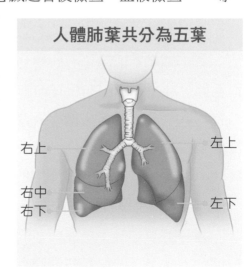

人體肺葉共分為五葉

右上　　　　　　左上

右中
右下　　　　　　左下

手術治療

葉，肺部組織在切除後無法再生，肺功能檢查可以用來判斷，病人在接受手術切除後，剩餘的肺組織是否還有足夠的能力可以維持良好呼吸功能。肺功能不佳的病人，在接受手術前，需要接受呼吸功能訓練，有抽菸者則必須馬上停止吸菸，並在術前戒菸二週以上，以降低手術的風險。

（2）手術方式

　　手術治療的主要目的，除了可以完整切除腫瘤病灶之外，也可以做淋巴結的清除，以確認及降低淋巴結擴散的情形。經過這些年的發展，手術主要分作二個方面來介紹，第一是肺部組織切除的方式，第二是手術傷口的大小。

◎ 肺部組織切除的方式

　　一般會依照病情和病灶侵犯的程度，以及患者身體的狀況，決定肺部組織切除的方式，包括三大類：楔形或肺節切除、肺葉切除和全肺切除等三種方式（**如右圖**）。

　　● **楔形或肺節切除（次肺葉切除術）**：只在腫瘤部位做局部的楔形切除，或只切除腫瘤所在的肺節（**又稱肺分葉**）。這種手術方式只會切除部分的肺葉組織，不會完整的切除一整個肺葉，因此可以為病人保留較多的肺功能。一般來說，適合病況比較不嚴重，或是身體狀況不佳的病人。**這類型的手術常需要搭配影像導引精準定位手術，以達到最佳的手術效果。**

　　● **單一肺葉切除**：腫瘤所在的肺葉，一整個肺葉完整的切除。這種切除方式可以確保即使腫瘤有擴散到局部的淋巴組織，也能完整

的清除。適合用在腫瘤大於二公分以上，有淋巴結擴散疑慮，且身體狀況較好的病人。

● **雙肺葉切除或全肺切除**：若腫瘤生長的位置非常靠近主支氣管，或是已侵犯多個肺葉時，為求腫瘤的完全切除，需將多個肺葉切除。當切除二個肺葉，就是雙肺葉切除；切除單側所有的肺葉，則是全肺切除手術。這種手術由於切除肺組織相當的多，手術風險相當的高，因此術前必須接受完整的評估方可執行。

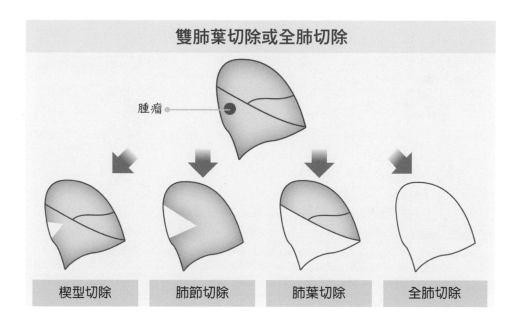

雙肺葉切除或全肺切除

腫瘤

楔型切除　肺節切除　肺葉切除　全肺切除

◎ 手術傷口的大小

近年來，隨著手術技術的進步，以及肺癌篩檢的普及，手術的傷口已經越來越小。過去傳統的的開胸手術，手術傷口約 20 至 30 公分，還必須切斷一至二根肋骨，術後不僅傷口不美觀，同時傷口疼痛等問題，病人需要花費相當多的時間來恢復。

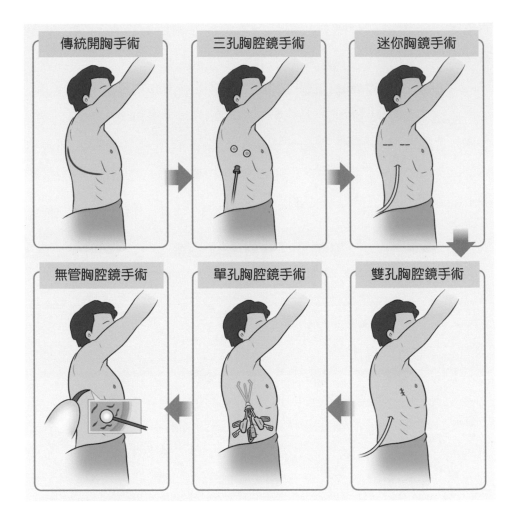

然而，時至今日，隨著觀念與技術的進步，肺癌手術已經由傳統的開胸手術演進到「單孔胸腔鏡」的微創手術（如上圖）。傷口不僅美觀，同時病人恢復更快，治療的效果更好。

目前肺癌微創手術的進展有以下 3 個特點：

● **胸腔鏡手術的推展**：胸腔鏡手術能夠以較小的傷口，達成跟傳統開胸手術差不多的治療效果。手術傷口小的好處不僅僅是美觀，

重要的的是胸壁肌肉和神經的損傷小，術後恢復快，病患術後傷口較不疼痛，能早點出院，回歸日常生活。

● **精準定位手術，保留更多的肺組織**：針對小的腫瘤，可以利用精準定位手術，合併次肺葉切除術（**楔狀切除術或肺節切除術**），以取代肺葉切除術。不但可以保存更多肺功能、降低手術風險，病患術後恢復也較好。

影像導引精準定位手術

影像導引精準定位手術，是利用各種影像工具作為輔助，精確的標記腫瘤所在的位置，以達到最佳的手術切除效果，同時可避免切除過多的肺組織。臺大醫院的胸外手術團隊，自 2013 年起，發展新形態的**電腦斷層掃描導引定位手術**（圖一），發展至今，現已經成長到每年平均超過 500 台定位手術，服務量位居全臺灣第一。

用於精準定位手術的影像工具，除了傳統的電腦斷層掃描外，近年來，臺大醫院陸續引進了：結合最新醫療影像系統的**複合式手術室**（Hybrid Operating Room）（圖二），**支氣管電磁導航定位手術**（Electromagnetic navigation bronchoscopy）（圖三）等，搭配**術前模擬定位三維影像軟體**（Synapse 3D）（圖四）等最先進的醫療技術，讓臺大醫院在精準定位手術的領域上，提供病友最佳的醫療服務。

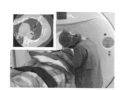
圖一

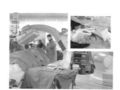
圖二

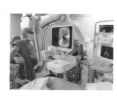
圖三

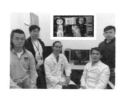
圖四

● **免插管麻醉**：免插氣管內管的胸腔鏡手術，可以減少氣管內管對氣道及肺臟造成的傷害，也可以減輕麻醉藥物的使用，使病患恢復得更為迅速。

總結來說，由於近 10 年來內視鏡器材、手術技術的進步及麻醉方式的改變，微創手術已成為肺癌手術的主流，不只麻醉藥用量省、保留更多肺功能，開完刀隔天就能出院。因此，未來肺癌手術的趨勢，應該是結合最新科技，配合傷口微創、切除微創，以及麻醉微創，提供病患高科技、高品質的手術。

臺大醫院「單孔無管」微創胸腔鏡肺癌手術揚名國際

臺大醫院肺癌手術團隊利用免氣管插管技術進行胸腔鏡肺葉切除術、肺節切除術、全肺切除術、無管胸腔鏡手術，並發表成果於世界頂尖外科期刊。且於免氣管插管，單孔無管胸腔鏡及立體定位手術上發表超過 50 篇國際期刊。

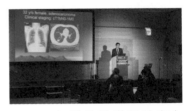

▲ 2016 年維也納世界肺癌大會專題演講。

2011 年起成立肺癌微創手術訓練課程，歐美及亞洲各國前來觀摩學習之外科及麻醉科醫師超過 100 人次，國外演講邀約不斷，包含歐美，日本、韓國及中國等國家。

2016 年更受邀於維也納世界肺癌大會進行專題演講，於捷克進行手術示範，成功幫兩位歐洲病患進行免插管胸腔鏡肺癌手術。在歐洲為臺灣打開進行胸腔微創手術示範之醫療團隊。目前已進行免氣管插管胸腔鏡手術超過 1500 例，影像導引之定位胸腔鏡手術超過 1500 例，單孔無管胸腔鏡手術超過 100 例。

（3）術後照護

術後照顧，最重要的是避免各種併發症的產生，以求讓患者盡快穩定病情、恢復到可以出院。出院返家後，除了定期回診，使用藥物減緩不適的症狀，最重要的是要清痰、照顧傷口，避免刺激物等。

◎ 傷口照顧

傷口的照護，請遵守以下的原則和方法：

● 每 2 ～ 3 天清潔傷口一次，儘可能保持傷口乾燥。

● 清潔傷口時，請先用肥皂搓揉洗手大於 10 ～ 15 秒，接著洗淨雙手後，運用不碰觸傷口原則，以棉棒沾取無菌生理食鹽水，由內而外環狀清潔一次，再以紗布覆蓋，並用膠布黏貼。

● 如果有出汗或是其他原因弄濕傷口，可隨時依照上述方式更換紗布。

● 拆線 24 小時後，才可沐浴。

● 淋浴後可用乾淨的毛巾輕輕地拍乾傷口，也可讓其自然乾燥或以吹風機的冷風吹乾。

● 傷口周圍若有紅、腫、熱、壓痛、有液體排出或體溫（口溫）超過 38℃，且持續 24 小時以上，應該馬上就醫處理。

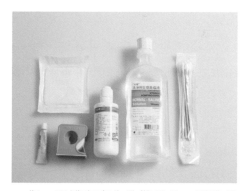

▲ 傷口照護宜事先準備用品，再進行清創、消毒、擦藥及包紮，做好各層面的保護措施，可避免細菌感染。

◎ 如何止痛

出院後，因為手術切除部位及個人耐受程度的關係，疼痛可能會持續一段較長時間。傷口疼痛時請先檢查傷口表面及周圍有無紅、腫、熱、痛等發炎現象。若有發炎，請速返院掛門診進行傷口處理。若單純只是傷口疼痛，則可以嘗試下列方法：

● 服用出院時帶回的止痛藥，如果已無疼痛感，可酌量減少止痛藥服用，避免過度刺激胃部。

● 轉移注意力：如聽音樂、散步、閱讀書報或與親友聊天。

● 在步行或活動期間，經常做短暫的休息。

● 可將疼痛的情形記錄下來。如：何時最痛，什麼情況下會加重，用什麼方法減痛及止痛藥的效果如何等等。在門診時，請告知主治醫師，以做為改變藥物或其他治療的參考。

◎ 清除痰液

痰液應該是讓患者感到困擾的地方之一，除了叮嚀患者自己以外，照護者也應該多注意，儘量協助患者排除，是能夠維持生活品質的細節之一。

● 平日應多補充水分，除水腫病人外，每天應喝 2000 c.c. 的水量。（**包括飲料、湯及水果的含水量**），並依天候活動量調節水分攝取。

● 按時服用出院時帶回的止咳、化痰藥。

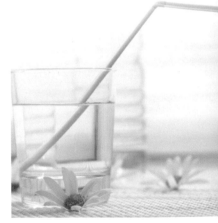

▲人體有 70％是水組成，它可以調解體溫、將養分運送到細胞，以及提供關節器官和組織的潤滑效用，尤其是夏季更應該多補充水分。

- 咳痰時若導致手術部位疼痛，可利用抱枕或（束）腹帶固定手術部位，如此能有效減低疼痛。

- 咳痰前可先喝 2 ～ 3 口溫開水，有助於咳出痰液。

- 咳痰時，腹部深呼吸 3 次後，再做 2 次的連續咳嗽，較容易將痰液咳出。

- 觀察咳出痰液的顏色及量，回診告訴醫師。（術後兩週內出現血痰是正常現象，不用緊張）

◎ 避免吸入刺激物

患者本身的呼吸系統已經較常人弱化了，自然要儘量避免接觸到空氣污染物質，相關注意事項如下：

- 抽菸是最嚴重的刺激物。立即戒菸及避免吸入二手菸，甚至三手菸，可以減少呼吸道的刺激，減少痰液的產生及咳嗽，還可以減低肺癌的發生。

- 避免吸入石棉、灰塵、動物的毛，家中最好勿用地毯，可使用吸塵器或濕布來取代掃把，必要時可裝置空氣清潔機。

- 當空氣污染程度高時，白天應儘量待在室內並關上窗戶減少污染空氣進入，在戶外宜帶口罩。

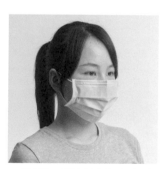

▲ 配戴口罩可避免空氣中的懸浮微粒通過呼吸道侵入肺部，減緩過敏及有效降低病毒傳染的機率。

- 應選擇遠離高速公路及交通要道居住。

- 定期清理空調設備及過濾器。

◎ 恢復肺功能的呼吸運動

手術後，需對剩餘肺部的心肺功能加緊進行鍛鍊，幫助肺葉充分擴張，以免產生活動後會喘及呼吸不適等現象，並且還能減少肺炎、肺擴張不全等併發症發生的危險。因此，建議多加練習下列呼吸方法，以期早日恢復正常。

恢復肺功能的呼吸運動

深呼吸運動

緩慢而深的呼吸，保持 3 ～ 5 秒的吸氣後再吐氣。注意手術側的胸部（全肺切除者除外）。

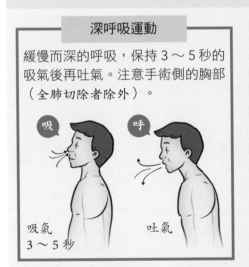

嚓嘴呼吸

可配合腹式呼吸一起進行，輕鬆地用鼻吸氣後，再經由嚓起的嘴唇慢慢地且完全地呼出氣來。如此可減少呼吸短促的感受。

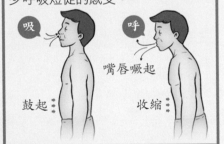

腹式呼吸

當深吸氣時，腹部鼓起，在呼氣時，則腹部收縮。全身放鬆由平躺→坐位→立位→走路→爬高或上樓梯等姿勢重覆練習，直到熟悉這種呼吸方式。

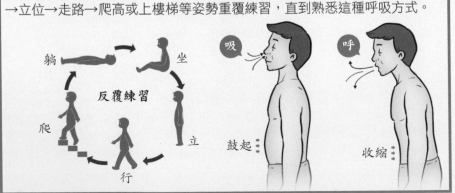

另外，下表是「活動參考指標」，可依接受術式及個人的體力、興趣作調整。另外，如果要出國，請先聯繫醫師，確認相關事項無虞後再行動。

活動參考指標

術後週數	活動類別	活動內容
2～3 週		休息、飲食、寫字、穿衣、編織、散步、肩部、腰部放鬆運動。
4～7 週	輕度活動	簡易體操、太極拳、外丹功體操、房事、爬樓梯（四樓）。
8～10 週		自我照顧、洗衣、恢復上班工作、懷孕、駕駛小汽車。
12～14 週	中度的活動	種花（除草、園藝）、舖床、打高爾夫球、背或抱幼兒。
16 週	重度活動	用力的挖掘、鋸木頭、打網球、出國旅行、登小山。
6 個月後	非常重的活動	騎腳踏車、游泳、駕駛卡車、搬扛重物。

局部肺癌的放射治療

■ **許峯銘**（臺大醫院放射腫瘤科醫師／臨床副教授）

放射治療是肺癌治療當中一項重要的療法。然而什麼是放射治療呢？我們可以拿它和手術治療做一個有趣的比擬！如果將癌細胞比做恐怖份子，想要成功殲滅敵方，就必須擁有兩大武器——強大的地面攻擊能力和優異的制空能力。前者就是陸軍，後者就是空軍。

而對肺癌來說，手術治療就是陸軍，可以長驅直入，直接擒拿恐怖份子殲滅之；但是，如果沒有辦法達成任務目標，也能用放射治療的空軍大面積的轟炸敵方，使其體無完膚，或是使用精準的導航飛彈系統狙擊敵人，而獲得理想成果。當然，這也可以很容易看出來，直接攻擊敵方要害的手術治療，通常是比設定範圍做轟炸或狙擊的放射治療來得好，因為成功率較大。

但是，在早期和局部中晚期病友（也就是一期至三期 A）的治療當中，儘管手術療是最直接且有效的方式，卻有某些病友因為無法手術或手術無法改善預後，所以必須接受放射治療，也就成為了這些病友最重要的局部治療方式。同時，由於放療技術的進展，對病友來說，放療的效果也就愈來愈好，副作用風險也逐漸降低，對於病情的控制更

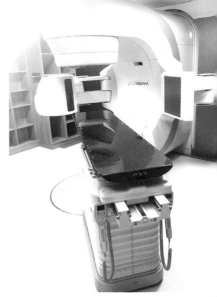

▲ 放療是屬於一種局部的治療，利高能量的游離輻射線傷害癌細胞以阻止癌細胞的生長與分裂。

趨理想，因此不需要氣餒，本文會更詳細說明。

至於晚期的放療，會在接下來的其他篇章繼續介紹。

（1）什麼是放射治療？

放射治療，通常簡稱「放療」，就是一般俗稱的「電療」。這是因為臺灣閩南話將 X 光稱為「電光（tiān-kong）」，所以用「電光」來治療就稱為「電療（tiān-liâu）」了。

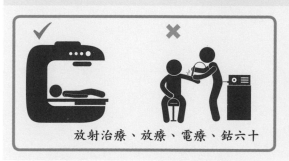

放射治療

放射治療、放療、電療、鈷六十

定義：使用醫療用游離輻射治療疾病

放療其實就是利用高能量的游離輻射線傷害癌細胞，以阻止癌細胞生長與分裂的一種治療癌症的方法，至今已經有一百二十多年的歷史了。因此，在經過了無數的人力、時間和金錢所發展出來的相關研究與科技，現代放射治療技術早已不可同日可語，自然也在癌症治療上扮演相當重要的角色。

同時，放療更是一種局部治療，可以只針對治療區域內的癌細胞目標靶區加上其可能的擴散範圍進行照射。基本上是每日一次、

每週五次（不含週末與假日）、每次數分鐘至數十分鐘的放射線照射。這樣的方式，剛剛好可以配合周休二日的方式，符合現代人的作息時間，也算是放療的特色之一。

當然，不是每位病友的治療都是如此，而會依照每位病友的病情需要，大致分為標準分次療程、高分次療程、低分次療程等三種方式。

● **標準分次療程**：每日一次，每週五次。

● **高分次療程**：每日兩次，每次需間隔六小時以上，每週十次。

● **低分次療程**：每日一次，每週一至四次。

再者，接受遠隔放療時，感覺如同照 X 光檢查一樣，並不會引起任何顯著的灼熱感或電擊感，照射後在體內也不會有任何的放射性物質殘留，也無需隔離，不需要迴避接觸孩童或孕婦，病友可以放心。

在開始進行放療之前的準備階段，醫療團隊還會做以下兩件事：

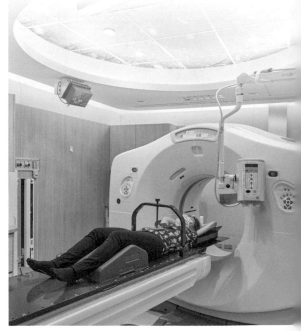

▲ 電腦斷層模擬定位。

● 一是進行所謂的「模擬定位」：就是在預定照射部位進行相關影像檢查（通常是電腦斷層或核磁共振造影）以進行後續的電腦治療計畫設計。並使用定位雷射投影在對應的皮膚位置標定記號，讓治療擺位達到最準確的地步。

　　● 二是根據病友的實際情況使用呼吸調控技術（如下圖）：包括（但不限於）橫膈壓迫板或主動式呼吸控制裝置或呼吸閘控設備等輔具，配合固定模具以控制呼吸時產生的器官移動，如此就能完整評估與監控治療過程中的任何異動，讓治療順利完成。

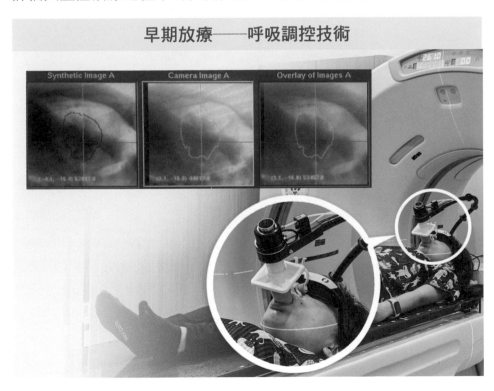

早期放療——呼吸調控技術

通常肺癌的根除性放射治療療程約需持續一至七週，舒緩性放射治療療程約需持續一至四週。但是，每個人的病理類型與病情不盡相同，放射治療的劑量及治療療程也會有所不同，醫師會針對個人的疾病狀況，設計出最適合的放射治療計畫。

如果使用特殊的放射治療技術，搭配的定位方式、病友配合事項，以及每次所需的治療時間都略為不同，請病友務必配合，以期讓治療達到最佳效果。

在不同的根除性放療療程之間，也有不同的技術方式，下表供大家參考：

根除性放射治療技術比較表

放療技術 各項指標	立體定位消融性 放射治療	低分次影像導引 放射治療	標準常規 放射治療
單次治療放射劑量	10～34 戈雷（Gy）相當於 1000～3400 cGy（rad）雷得	2.2～10 Gy（Gy）相當於 220～1000 cGy（rad）雷得	1.5～2.2 Gy（Gy）相當於 150～300 cGy（rad）雷得
治療次數	1～6 次	6～25 次	25～40 次
影像導引技術與程序	治療前與治療中均需監控	每次治療前監控	依臨床需要評估介入程度
呼吸調控要求	嚴格	依臨床需要評估介入程度	依臨床需要評估介入程度
治療人員	放射師與醫師	放射師	放射師

放射治療的各種刀有何不同？

大家在做放療時常常聽到伽瑪刀、電腦刀等名稱，很多人往往摸不著頭緒，其實這些都只是放射治療的立體定位導引技術而已，每種刀都有其能夠治療的適應症。

以下將各種常見的定位導引技術做個簡單介紹：

中英文名稱	治療範圍	主要優點	主要缺點	健保給付規範
伽瑪刀 GammaKnife	頭部	治療精準度高	只能做頭部治療	顱內腫瘤，需事前審查
電腦刀 Cyberknife	全身	及時調整治療誤差，精準度高	治療時間較長	顱內腫瘤、早期肺癌與局部肝癌，需事前審查
螺旋刀 Tomotherapy	全身	便於治療範圍超長、特殊形狀或多部位的腫瘤	無法使用特殊的非共面角度照射	健保給付常規放射治療，但不給付影像導引技術費用
銳速刀、弧形刀、亞瑟刀、真光刀、光子刀	全身	治療速度較快，可符合多種臨床需要，應用範圍廣大、彈性高	病友須配合事項較多	● 健保給付常規放射治療，但不給付影像導引技術費用 ● 顱內腫瘤、早期肺癌與局部肝癌，需事前審查
質子刀	全身	能量可較集中於病灶，降低對正常組織的中低輻射劑量暴露	費用昂貴，且缺乏臨床成效優於光子治療的實證	目前無健保給付

〔延伸閱讀第 264 頁放射治療新技術─粒子放射治療〕

（2）放射治療在肺癌的角色定位

對於沒有遠端轉移（就是肺癌細胞沒有轉移到肋膜、腦部、骨頭、肝臟、腎上腺等其他器官或組織），也就是還不到第四期，屬第一到第三期（一般稱為「早期肺癌」和「局部中晚期肺癌」），卻不適合手術的病友來說，放射治療就是首要的治療方式。其有治癒性、輔助性和救援性等三個策略。

◎ 治癒性策略

治癒性策略，也就是一種專門針對無法進行根除性手術的主要替代療法。簡單講，除了手術治療外，放射治療也是這時期肺癌的治療方式中，最有希望能將病灶徹底剷除，達到根治效果的方法了。也就是說，**在前三期肺癌的治療上，手術自然是第一選擇，放射治療就是第二選擇，都是希望能根除病灶，讓病友早日恢復健康所做的處置。**

● **早期肺癌放療**：主要是以名為立體定位身體放射治療（stereotactic body radiotherapy，SBRT），或稱立體定位消融性放射治療（stereotactic ablative radiotherapy，SABR）的方式進行。

● **局部中晚期肺癌放療**：主要是以標準常規放射治療或低分次影像導引放射治療的方式進行。

● **小細胞肺癌放療**：主要是使用高分次放射治療療程，並搭配其他的藥物治療。

◎ 輔助性策略

輔助性策略主要是搭配手術治療作為輔助性的療法，一般是在手術前或手術後進行。

● **手術前放療**：主要目的是希望先縮小腫瘤的大小，讓手術治療更容易將腫瘤切除乾淨，開刀的效果也更好；

● **手術後放療**：主要目的是希望鞏固外科手術的成果，降低復發的機會。

◎ 救援性策略

　　救援性策略的主要意義在於肺癌經過治療，萬一出現侷限性復發後，以再次達成根治為目的，等於是另外補強、救援的治療方式，因此稱為「救援性策略」。

(3) 早期肺癌放療的條件

　　一般來說，早期肺癌病友的治療方式是以手術為主，但如果有以下幾種情形，符合健保給付規範，就可考慮以**立體定位消融性放射治療**作為替代療法。

A. 病灶最大徑小於等於 5 公分。

B. 經過「日常體能狀態」評估後，ECOG 評估為 0 ～ 2 分，或是 Karnofsky 評估為大於等於 70％者。

C. 且有以下高手術風險條件之一：

● 肺功能不佳，胸腔外科判定為不適合接受肺葉切除手術者。

● 年齡大於等於 75 歲，胸腔外科判定為開胸受術可能造成嚴重損傷或危險性大，不適合手術者。

● 有嚴重心肺疾病或其他內科疾病，麻醉科評估不適合全身麻醉者。

日常體能狀態評估（PS）：生活品質評估表

　　在進行放療、化療等治療時，除了會制定每位病友的治療計畫時，也會同時在開始治療之前，針對病友的**日常體能狀態**（performance status；PS），也就是所謂的「**生活品質表**」做一個評估，給出分數後，再確認適不適合進行這些治療。

　　一般有兩種方法，一是美國東岸癌症臨床研究合作組織（Eastern Cooperative Oncology Group ，ECOG）做出的評估，二是 Karnofosky 做出的評估。

日常體能狀態評估

Karnofsky 評估法	分數		ECOG 評估法
	%	分	
正常，沒有疾病	100	0	無症狀
有一些症狀，但可以正常活動	90	1	有症狀，能步行，對生活沒有影響
有症狀，稍微影響正常活動	80		
無法從事正常活動，但可以自己照顧自己	70	2	需要臥床休息，但每天不超過 12 小時
有時需要醫療照顧	60		
需要醫療照顧	50	3	每天需要臥床休息超過 12 小時
傷殘，需要特別照顧及幫助	40		
嚴重傷殘，但未有死亡的危險	30	4	長期完全臥床
痛情嚴重，尚未有死亡的危險	20		
病況緊急，有死亡的危險	10		
死亡	0	5	死亡

※ 資料來源：1.Karnofsky：From D.A. Karnofsky， J.H. Burchenal： The clinical evaluation of chemotherapeutic agents. In： Evaluation of chemotherapeutic Agents， ed. by Mcleod， Columbia University Press， New York ， 1949， 191-205.

2.ECOG：From A.B. Miller， B. Hoogstraten， M. Staquet， A. Winkler： Reporting Results of Cancer Treatment， Cancer 1981， 147： 207.

（4）早期肺癌的放療：立體定位消融性放射治療

無法手術的早期肺癌病友，會以立體定位消融性放射治療為主。

局部中晚期的肺癌病友，則很可能還會與其他化學治療、免疫治療等搭配標準常規放射療程進行，成為肺癌整合性治療的一環，以提高治療效果。

立體定位消融性放射治療的特色就是能夠以精準的對位方式，每次對腫瘤進行高劑量、少次數（通常為 1 ～ 6 次）的療程，達到足夠的殺傷癌細胞的能力，卻還能減少對周邊正常組織與器官的傷害，是一種非常精準的放射治療技術。

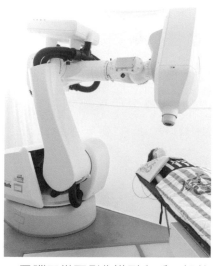

▲ 電腦刀搭配影像導引與呼吸調控技術，執行立體定位消融性放射治療。

以下列出立體定位放射治療與手術治療的比較供大家參考。

立體定位放射治療與手術治療的比較

項目	立體定位消融性放射治療	手術治療
療效	替代治療，短期療效佳，尚待長期與大規模臨床研究	具長期療效與大規模臨床證據
侵入性	不具侵入性或低侵入性，不需麻醉	中度侵入性，微創手術或可降低侵入性，多數情況下需麻醉
肺功能影響	慢性損失，依腫瘤位置大小有不同程度影響	急性損失，依手術切除範圍有不同程度的影響
病理分期	無	有（依手術程度）
定期追蹤	較困難，需觀察判讀	較容易

（5）早期放射治療的效果參考

　　針對無法外科手術切除的早期肺癌，臺大醫院腫瘤醫學部放射腫瘤科自 2008 年引入立體定位消融性放射治療技術，至今已累計治療超過百例的經驗。

　　病友族群的年齡中位數高達 82 歲，治療成效相當良好，病灶的局部控制率可達九成以上，而中至重度副作用的發生率小於 5％。

　　立體定位消融性放射治療技術正如導航巡弋飛彈系統，可在遠方精準打擊敵方目標，在適當的使用下能夠作為肺癌治療的一項利器。

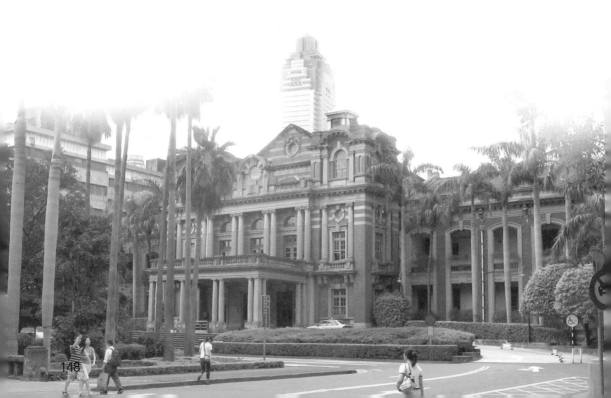

癌術前或術後的治療評估

■ 何肇基（臺大醫院內科部副主任）

肺癌復發機率相當高，除了少數因身體狀況無法手術者，早期肺癌儘可能以開刀切除為主要治療手段，同時，部分第三期以及少數的第四期也有可能手術。在這種情況下，部分病友會在手術前進行術前治療，以縮小腫瘤為目的，讓手術更容易進行。術前的免疫治療合併化學治療在最近幾年成為主流，特別是第三期的病人接受術前治療，完成手術的比率增加，也降低復發的機率，對於整體存活期有幫助，但需要更長的時間來觀察。

在手術後，除了第一期早期，基本上建議追加術後的治療（目前以化療為主，也可加上局部放射治療、免疫療法、標靶藥物（有驅動基因突變）等治療<，必須與醫師討論），來降低復發的機率，主要的對象包括第二期以上，部分第一期晚期及高復發風險的病友。

本文將各期別手術前後的治療分別說明，讓大家清楚理解肺癌治療的複雜性。

（1）術前治療

肺癌的術前治療其實不常見，除非是由於肺癌腫瘤過大，或是發生的位置太接近肺門，支氣管及大血管等主要組織，造成手術切除難度較高，才會進行手術前的治療。而術前的免疫治療合併化學治療目前逐漸成為主流，特別是第三期的病人，會建議術前治療。

但是，手術前的治療也可能失敗，在治療過程中腫瘤不但沒有縮小，反而變大。術前治療失敗的病友不多，但還是有可能發生，如果不幸發生，考慮轉換成其它治療或是勉強開刀（不建議），必須與醫師討論再決定。

　　話說回來，術前的治療，不管是化療、放療、免疫治療，還是標靶治療，都得依照病友的特性來進行，目前可考慮術前的免疫治療合併化學治療。至於標靶治療則視病友有無驅動基因再來考慮。

（2）術後治療

　　術後的治療，可以大致以各期別來說明如下：一般來說，第一期病友術後不需接受術後治療。腫瘤愈小，期別愈早，癌症存活率自然愈高，復發機率也愈小。而所謂的「原位癌」，也就是第零期，意謂其是不會轉移、沒有侵犯性的癌，也是低度惡性癌，開完刀後幾乎不會復發。

　　但是，由於有一些腫瘤組織型態具備高度轉移型態，即使是第一期還是有可能手術後轉移，這就要注意了。因此，**除了原位癌、低侵犯度的第一期癌之外，部分第一期、全部的第二期和第三期的肺癌，都會建議手術後要做術後治療，以減少復發的可能性。**

　　目前術後的治療以化療為主，大約可減少 5 ～ 9％術後的復發機率，第三期病友接受術後化療，甚至可以降低 14 ～ 15％術後的復發機率；如果手術無法完全切除，或者局部淋巴結手術無法乾淨，可以加上放射治療，針對病灶加強治療。術後加上免疫治療，或是標靶治療（針對有驅動基因的病友）可以降低復發的機率，甚至增加整體存活期，也逐漸被大家接受。

　　至於極少數可以手術的第四期病友，術後也必須針對病情再配合進行化學治療、標靶治療，甚至免疫治療等全身性治療，才有機會控制病灶。這時候的治療目標就是希望能與癌症共存，因此病友務必聽從醫囑，進行各式治療，以達到最大控制效果。

肺癌預後追蹤與常見檢查項目

■ 郭順文（臺大醫院胸腔外科主治醫師）

　　肺癌早期手術後的預後追蹤，由於只要是早期發現，往往都能夠獲得良好的控制，也有很高的機會擺脫肺癌對生命的威脅。

　　因此，**預後追蹤的檢查可以視為「肺癌健康檢查」**。關注的不只是會不會復發的問題，而是要注意有沒有新的腫瘤再產生。

　　當然，這個追蹤過程中，還是會針對復發與轉移的部分，由醫師依據每位病友的健康情況做專業和精準的判斷。相關的檢查通常可以分為以下幾種項目：

（1）電腦斷層掃描

　　電腦斷層掃描在預後追蹤方面，**一般 1～3 年做一次即可**。不需要全身做，只針對肺部即可，這是檢查初期病灶時標準的做法。同時，也不需要施打顯影劑，以免有人過敏，產生不良作用。顯影劑的作用是除了肺部以外，還能看清楚縱膈腔淋巴結的地方。

　　電腦斷層是預後追蹤的主力檢查項目。對於肺癌的精準度和解析度是各檢查項目中最好的。

　　然而，如果有某些攻擊力、轉移力較強的肺癌細胞，電腦

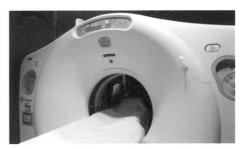

▲ 電腦斷層檢查是結合 X 光與電腦影像的高科技診斷儀器。

斷層的檢查焦點也就必須涵蓋肺癌最容易轉移的腦部、骨頭、肝臟和腎上腺這四大部位了，所以電腦斷層掃描必須擴大為頭部、胸腔和上腹部。

（2）核磁共振

核磁共振雖然**是一種費用比較昂貴的檢查，但對腦部轉移的檢查則能夠發揮良好的作用**。因此，我們在取得風險與成本平衡的原則下，對其使用時機會根據是否有無症狀或高風險：

◎ 無症狀時：先做電腦斷層，依狀況再做核磁共振

這是在腦部沒有症狀，單純只是例行追蹤檢查時，就會使用這個方式。如此一來，電腦斷層掃描只要使用一次顯影劑，就能夠做到兩個部位，既省錢，又降低輻射暴露的風險，對身體的負擔，無形中就減輕了不少，一舉兩得。

如果檢查出有異常情形，再進一步使用核磁共振做相關更深入的檢查即可。

◎ 高風險時：直接做核磁共振

由於腦部病灶比較容易被核磁共振檢測出來，但是在肺部，兩者檢測結果剛好相反，電腦斷層的檢驗效果比較好。因此，如果是高風險族群者，我們就會考慮直接進行核磁共振。

（3）正子造影 & 骨骼掃描

和正子造影相比較而言，電腦斷層掃描屬於結構性檢查，能夠確認肺癌細胞的有無和大小；**正子造影**則看不到太小以及毒性能量不夠如毛玻璃病變的肺癌，**只能看到相當扎實、成熟的肺癌細胞，如同樣是 1 公分的腫瘤**，毛玻璃病變極可能照不出來，但**如果是惡性的肺腺癌就能夠顯影**。

此外，由於腦部吸收的能量原本就比較高，在儀器中的顯影亮度本來就比較高，反而可能看不出來癌細胞的能量顯影情形。因此，**正子造影對確認腦部轉移的效果並不好**。

骨頭則利用骨骼掃描做追蹤。不過由於骨骼掃描屬於放射線檢查，會有輻射殘留的問題，所以**不建議密集檢查，一般建議骨頭感覺不舒服再檢查即可**。

（4）長期觀察腫瘤指數異動

上皮癌胚胎抗原（carcinoembryonic antigen，CEA）是大腸癌、肺腺癌、乳癌、胃癌、胰臟癌、卵巢癌、攝護腺癌中最常用的腫瘤指數。它必須觀察指數持續的升降趨勢，進而做為肺腺癌、大腸癌等癌症是否復發的證據之一。

如果腫瘤指數長期趨勢是持續上升的，就要懷疑是否有大腸癌或是肺腺癌，或是其他癌症復發的可能性，同時配合其他檢查再做確診。而如果幾年下來指數是異常偏高或是上下震盪者，就應該是非腫瘤性的問題，要再做其他檢測了。

　　雖然利用抽血得到的腫瘤指數不是確診、復發的直接證據，甚至不是能夠和肺癌檢測直接相關的檢查，但其做為監控早期身體異常的情形卻有著警示作用的重大意義。

　　因為，任何病痛的到來或是死灰復燃，往往都會有著儘管細微，卻無法抹滅的蛛絲馬跡，而長期觀察腫瘤指數，就是我們可以從中得到關於包含肺癌在內許多疾病是否蠢蠢欲動的早期預警訊息的最佳辦法之一。

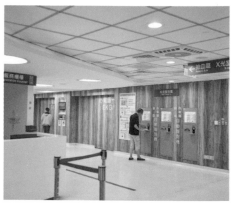

▲抽血得到的腫瘤指數非確診、復發的直接證據，但是卻有做為監控早期身體異常的情形。

　　因此，為了防範未然，自然不能不留意它的數值異動！

PART5
有助提升生活品質及延長壽命
——晚期肺癌的治療

◆ 同時化學治療及放射治療：
　局部轉移無法開刀的治療首選

肺癌第三期如果沒有辦法手術，就必須考慮以放療為主要治療方式；同時，條件允許還可以在放療後追加免疫療法，增加療效。

◆ 化學治療：
　副作用大幅降低的傳統新療法

非小細胞肺癌病友無法進行標靶治療或是免疫治療者，就必須進行化療；或是兩種療法都失效後，也必須進行化療。

◆ 標靶治療：晚期肺癌最佳療法

即使標靶藥物有抗藥性問題，但標靶治療依然可視為「續命丹」。同時隨著標靶藥物的新藥不斷上市，我們依舊對標靶治療抱持樂觀看待。

◆ 抗體藥物複合體：
　令人期待的新治療方式

延伸閱讀第 270 頁。

◆ 免疫治療：
　延長存活的治療方式

利用自身免疫系統本來就有的防禦力，對抗癌細胞，較化療的毒性小很多，符合身體所需，將來有機會針對每位病友都能夠客製化合適的免疫療法療程。

◆ 晚期肺癌的放射治療

晚期肺癌（第四期肺癌）由於這時候幾乎不可能進行根除性手術，放射治療就是藥物治療以外的主要治療方式之一。

◆ 晚期肺癌的手術治療

「團隊作戰」與「先求不傷身，再求效果」是晚期肺癌手術最重要的概念。治療的方向更著重於提升生活品質與延長壽命。

同時化學治療及放射治療：局部轉移無法開刀的治療首選

■ 何肇基（臺大醫院內科部副主任）

　　肺癌第三期如果沒有辦法手術，就必須考慮放射治療合併化學治療為主要治療方式；同時，條件允許還可以在化放療後追加免疫療法，增加療效。

　　本文就這幾種情形向大家說明，以做為治療時候的參考。

（1）同時放化療，以放療為主、化療為輔

　　同時放化療這個做法，主要是用在第三期沒辦法手術的肺癌病友身上；高劑量的放射治療利用準確的定位，將殺死癌細胞的放射治療劑量投射到原發及局部轉移的癌細胞上面，效果不錯。

　　但是卻無法有如手術一般，直接摘除、斬草除根、徹底消滅。因此，放療是手術治療不可行的替代治療方式。

　　在同時化學治療及放射治療中，化學治療單純是增加放療效果的輔助方式，算是加分的動作。因此，一般在放療中，若病友病情允許，可以適度增加化療，讓治療更完全。臨床上顯示，同時化放療，可以明顯改善存活率。

（2）新舊藥副作用不同，病友注意選擇

放化療的化療有許多種藥物的組合可供選擇。臨床研究發現，同時放化療使用不同的化療藥物效果是一樣的，沒有分別。較新的藥物副作用較小，可是，傳統化療雖然副作用較大，健保卻有給付。

因此，如果情況許可，可以採用新藥來降低副作用；不然以效果而言用舊藥即可。當然，如果真沒辦法忍受副作用，再與醫師討論有無其他方式能夠進行。

（3）放療加化療，再加免疫治療效果更好

這是醫界諸多嘗試之下的結果，唯有這個組合能夠增加第三期無法手術切除的治療效果。其他的組合方式都無法增加病人的整體存活期。

這結果推想可能是，放療加化療能夠摧毀癌細胞組織，使得癌細胞的抗原四散，再加上免疫治療的話，就等於增加免疫細胞的威力。

尤其是其中的免疫 T 細胞的戰鬥力，可以抓捕這些抗原，進一步打擊這些癌細胞的餘孽，讓治療的效果更加顯著。

（4）同時放化療，副作用大，要注意病友身體狀況

雖然我們可以進行以上的治療，但一定要說明的是，同時放化療，甚至加上免疫治療的目的是，增加治療的效果。

　　這是因為放療可以算是手術治療之外，局部治療的最佳治療手段。因此，對於放療的治療效果我們的預期都會高一些，第三期的治療如果無法手術了，自然希望放療能夠發生作用，才會另外加入化療，甚至免疫療法，以期提高治療效果。

　　所以，**放療同時化療，副作用會很明顯**，這點要特別注意，如果年紀太大或是身體狀況不夠好，建議不要做或是採用折衷方式。折衷方式是分開做，先放療再化療，或者先化療再放療。

　　也可以嘗試先同時做，如果受不了，把放療做完，再看情形把化療做完，如果真不行，化療不做也可以。畢竟，同時放化療還是以放療為主，化療為輔。

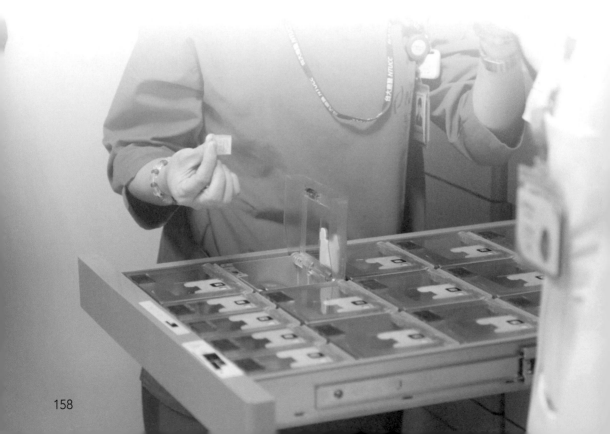

化學治療：副作用大幅降低的傳統新療法

■ 楊景堯（臺大醫院胸腔內科主治醫師／臨床副教授）

肺癌的化學治療（以下皆簡稱「化療」），使用時機主要在第四期，但在不同的肺癌則不盡相同。

非小細胞肺癌（肺腺癌、鱗狀細胞肺癌）的第二期或部分第三期病友主要是在手術切除腫瘤之後進行「輔助性化療」減少復發的機率，而無法手術的第三期病友則是進行「化療合併根治性放療」。這在其他篇章會有所說明，在此不贅述。

至於小細胞肺癌則是少數可以手術切除的第一期病友能夠進行「輔助性化療合併放療」；無法手術的第一期到第三期病友則可以進行「化療合併根治性放療」；而如果是第四期（晚期）病友就必須進行「化療，可合併免疫治療」。這部分可以參考前言當中提供的「肺癌治療基本 SOP 流程圖」（參見第 20 頁）能一目了然了。本文重點在於非小細胞肺癌的晚期化療，因此會針對此部分詳細說明。

（1）哪些人可以進行化療？

非小細胞肺癌的晚期治療當中，**肺腺癌**的一般治療順序是標靶治療第一、免疫治療第二、化療則是第三順位，或是病情允許可以再加上「化療合併免疫治療」。

至於**鱗狀細胞肺癌**因為沒有標靶治療，所以其治療順序是免疫療法第一、化療則是第二，或是病情允許可以再加上「化療合併免疫治療」。

因此，非小細胞肺癌病友無法進行標靶治療或是免疫治療者，就必須進行化療；或是兩種療法都失效後，也必須進行化療，參見下圖「晚期肺腺癌完整治療路線圖」就很容易明白了。

`　　但在此同時，必須先進行日常體能狀態評估（**相關細節詳見本書第 146 頁**）。評估分數為 0 ～ 4 分，分數愈低愈好。0 分與 1 分者可以進行化療，2 分則由醫師判斷，3 分和 4 分則是風險太高，不建議化療。

晚期肺腺癌完整治療路線圖

▲ 本圖為「晚期肺腺癌完整治療路線圖」，至於鱗狀細胞肺癌部分，則只要將本圖左半邊的標靶治療部分忽略，即是「晚期鱗狀細胞肺癌完整治療路線圖」了。

※ 製圖設計：林孟暐醫師

（2）分好幾線藥物

晚期非小細胞肺癌的化療，依照病情可以分為以下幾線。同時可以參照左頁的「晚期肺腺癌完整治療路線圖」，更能輕易理解晚期化療的治療原則了。

◎ 第一線化療

第一線的用藥是白金加上愛寧達（pemetrexed）、健擇（gemcitabine）、溫諾平（vinorelbine）、太平洋紫杉醇（paclitaxel）、歐洲紫杉醇（docetaxel）等任何一種化療用藥。

白金也是一類化療用藥，包括所謂的順鉑（cisplatin）或卡鉑（carboplatin，亦稱為「佳鉑帝」）等藥物。臨床顯示，卡鉑加上愛寧達的副作用是最少的，但是卡鉑健保只給付給腎功能不佳者（其他人需自費），而愛寧達是肺腺癌用藥（其他藥物則肺腺癌及鱗狀細胞癌皆可使用），因此使用上會有所限制。兩種藥物同時使用是現今化療的標準治療準則，不過，如果病友的活動力不好或是營養攝取較差，也可考慮單一藥物化療。

近幾年的研究顯示，**在無法使用標靶治療的病友身上，化療與免疫治療合併使用，平均效果都較只使用化療為佳。惟使用此種合併治療，其中的免疫治療並無健保給付，且病友需承受的副作用亦較高。**

◎ 第二線化療

第二線用藥有以下兩種情形：

- 單獨使用免疫治療 （不限定免疫稽核點 PD-L1 的高低），也

是目前許多國際的治療指引所建議的標準治療。但因免疫治療療效仍與腫瘤 PD-L1 表現呈正相關，因此臺灣健保給付規定，仍限定高 PD-L1 表現之病友才得以申請健保給付第二線的免疫治療。

● 未使用免疫治療下，最常見的第二線化療用藥就是使用歐洲紫杉醇了，此外其他化療藥物，如愛寧達（**第一線未使用時**）、健澤、太平洋紫杉醇、或溫諾平也是合理的選擇。

比較值得注意的是，臨床上統計顯示，**當第一線治療無效後，大約只有六成病友經過「日常體能狀態評估」（參見第 146 頁）後，分數還能維持在 0 分與 1 分者，也就是還能夠進行第二線化療。**

至於所謂「**治療無效者**」則有以下兩種情形：

● **治療後腫瘤反而增大者**，如 5 公分變成 10 公分，自然是失敗。

● **先是有效，後來無效者**，如原本腫瘤是 10 公分，治療後縮小成 5 公分，但是半年後又變成 8 公分，甚至身體其他地方又冒出新的腫瘤，這樣也是治療失敗。

◎ 第三線以上化療

第三線用藥則相對前面兩者而言就比較沒有標準了，基本上就是使用前面沒用過的藥物，如原本使用紫杉醇了，接著就換健擇或是溫諾平，甚至如果原本是使用歐洲紫杉醇，也可以換成太平洋紫杉醇。大致的原則就是，將其他可能有效的化療藥物拿來使用。同時，如果已經到了第四線或是第五線用藥了，病友的身體條件還許可的情況下，也還是可以再使用白金。

總之，對於晚期的肺癌病友而言，化療絕對是一場漫長的療程。因為病友的副作用逐漸出現，體能也可能較差，不僅有週期式的治療（固定的間隔和相同的劑量），藥物還常會由一線轉二線，甚至三線以上，而各種治療組合也可能交替互相出現。因此，治療的順序、種類、劑量與次數，在個管師協助下，都必須和醫師及醫療團隊做出充分討論後決定進行與否。

（3）化療的副作用有哪些？可以避免嗎？

除了療效以外，化療的副作用常常是病友與家屬最擔心的部分。以目前的情形來說，化療的副作用因為不同藥物有不同的結果，本文無法盡述，所以將本文提到肺癌化療最常見的藥物副作用和注意事項列表在第 164 頁，供大家參考。

就以最常被提到的噁心、嘔吐來說，目前已經發展出來的止吐藥，效果都非常好，甚至有病友提及打了強效止吐藥及使用類固醇止吐之後，會打嗝的現象，通常隨著時間過去就會改善。

但是，和大家想的不一樣的是，臨床上顯示，**卡鉑加上愛寧達是化療組合用藥當中副作用最低的**，而愛寧達則是單一化療用藥中副作用最低的，因此在身體相對較虛弱的病友，如果治療意願強烈，仍可小心使用。總之，目前藥物的發展對嘔吐等併發症的處理來說已經非常進步了，讓病友在治療的同時，副作用的承受度也大大增加了。

最後，要告訴大家的是，**接受晚期肺癌的化療不僅可以增加存活率，還能改善生活品質**，只要醫師拿捏得當、謹慎處理，對病友絕對會有幫助。

肺癌常用化療藥物副作用一覽表

藥名	副作用	注意事項
卡鉑、佳鉑帝（carboplatin）	噁心、嘔吐、食慾不振、可逆性腸道毒性（如嘔吐）、掉頭髮、皮膚發疹、白血球減少、血小板減少、腎功能受損（少見）、高頻聽力受損。	1. 有可能造成畸形兒。 2. 健保只給付卵巢癌病友和腎功能不佳者。
順鉑（cisplatin）	嚴重噁心、嘔吐、白血球及血小板減少、貧血、腎功能受損、耳鳴、周邊神經病變（手、腳麻木感）、視神經炎與視覺模糊（少見）。	1. 需注意水分的補充。 2. 當有耳鳴或喪失高頻率聽力，請即時通知醫護人員。 3. 治療期間不可餵哺母乳。
愛寧達（Alimta）	噁心、嘔吐、腹瀉、便秘、食慾減低、胸痛、紅疹‧白血球減少、血小板減少、貧血、輕微掉髮、神經病變、疲倦、發燒。	可適當補充葉酸及維他命 B12。
歐洲紫杉醇、剋癌易、汰杉（docetaxel）	噁心、嘔吐、過敏反應、低血壓、白血球減少、血小板減少、體液蓄積症狀（如末梢肢體水腫、體重增加等）、末梢神經病變（手腳麻木感）、掉頭髮、口腔炎、腹瀉、衰弱無力、肌痛。	1. 白血球減少平均在治療後 7 天會降至最低點，應注意衛生清潔及體溫變化，避免感染。 2. 如手腳有麻木感，停藥後可改善。
太平洋紫杉醇、汰癌勝（pa-clitaxel）	輕微噁心、嘔吐、腹瀉、過敏反應、（嗜中性）白血球及血小板過低、貧血‧末梢神經異常（如手腳麻木、刺痛感）、肌肉酸痛、掉髮、心跳過慢‧低血壓、水腫、肝功能異常	1. 在投予此藥前會先給予適當預防過敏藥物。 2. 可能需做心電圖監測。 3. 對胎兒可能有害。
健擇（gemcitabine）	輕微噁心、嘔吐、貧血、白血球減少、血小板減少、輕度尿蛋白、血尿、呼吸困難、輕微掉頭髮、皮膚紅疹、類似感冒症狀、發燒、水腫。	1. 停藥後周邊血管血球數可能會持續下降。 2. 懷孕及授乳期婦女禁用。
溫諾平（Vinorelbine）	白血球減少、注射部位反應、便秘、輕微或中度噁心嘔吐、掉髮、神經方面不適（麻痺、刺痛、虛弱）、疲倦、呼吸困難。	需冷藏保存。如膠囊壓碎，或膠囊內液體外露時應停止服用。

※ 資料來源：http：//www.net.org.tw/MedicationResult.aspx（癌症希望基金會，神經內分泌腫瘤資訊網）

標靶治療：晚期肺癌最佳療法

■ 施金元（臺大醫院胸腔內科主任）

對於多數晚期肺癌病友來說，標靶治療或可視為「續命丹」。因為肺癌細胞等癌細胞有很多突變、插入或遺失的基因突變，使癌細胞產生不正常分化與生長，因此，只要針對這些突變基因使用正確的針對性藥物，就可以達成有如打靶一樣的精準效果，進而好好控制腫瘤，這即是「標靶治療」。

由於肺癌的這個特性，使得標靶藥物能夠達成極好的效果。然而，非常遺憾地是，因為肺癌細胞能夠不斷產生變異，「長江後浪推前浪」，所以就算暫時阻擋了「前浪」，但「後浪」又會緊接著打來，這就是標靶藥物的「抗藥性」問題。

不過，儘管「道高一尺，魔高一丈」，但隨著標靶藥物的接續發展，一代又一代的新藥不斷上市，我們依舊對標靶治療抱持樂觀看待。

本文除了說明基因檢測的方式以外，針對標靶治療的現狀、藥物的使用和上市，以及抗藥性問題，也都告訴大家以作為參考。

（1）基因檢測

由於肺癌病患確診時多為晚期，大部分不能開刀，標靶治療就是首選。但是，因為腫瘤中通常混雜著癌細胞及各種基質細胞或發炎細胞。這些基質或發炎細胞的 DNA 並沒有突變，造成 DNA 突變

檢測率偏低。所以，需要用相當敏感的檢測方法驗出這些基因突變，這就是「基因檢測」。一般必須用切片或是抽血拿到檢體做檢測。而方法則分成兩種：

- **一種是一個一個按照基因突變的重要性檢測。**
- **一種是一次整批做（這方法也就是所謂的「次世代基因定序」）。**

一個一個做，可以用切片染色或是染色體染色的方式進行。這個方式的缺點是如果一直找不到基因突變，很耗費時間。不過，亞洲人約有一半的機率含有EGFR（表皮生長因子受體）的基因突變，再加上 ALK（間變性淋巴瘤激酶）的基因突變，兩者比例加起來就約有六成了，所以一般只要先驗 EGFR 接著再驗 ALK 這兩者就可以了，兩者檢驗時間大約 1 ～ 2 個星期。如果沒有以上兩種基因突變者就再驗其他的。

反觀次世代基因定序則可以一次整批做上百個基因突變的檢驗，但缺點就是費用高、必須自費，檢驗時間大約需要2～4個星期。

不過，目前這方法最有價值的還是，如果確認某種基因突變後，如 EGFR，則在吃標靶藥物的同時，還能夠觀察其他基因突變對標靶藥物的反應，進而對相關影響做出觀察，比如能夠觀察同時存在的某個基因變異對 EGFR 標靶藥物的療效是有好還是壞的影響。如此長久下來，經由統計和分析後，就能夠為標靶治療的進展發現新的研究目標，這是單個基因檢測無法擁有的優勢。

因此，綜合上述，次世代基因定序如果可以將檢驗時間再縮短、而技術也更精進，甚至費用再下降的話，將來勢必會成為基因檢測的主流。而目前單個單個檢測基因突變的方式還是有其必要性，至於將來的發展，我們就拭目以待。

（2）標靶治療

EGFR、ALK、BRAF 和 ROS1 是肺癌最常見的四種基因突變，也都有核可的上市藥物了，其他的還有 HER2、c-MET、RET、KRAS、NRAS、NTRK……等等。不過，不是每種都有標靶藥物可治療。

當然，隨著次世代基因定序檢測和臨床試驗愈做愈多，標靶藥物日新月異，新一代的標靶藥物自然會推陳出新、愈來愈多。

這裡除了介紹國內已核准上市的肺癌標靶藥物，以下同時列表國內已核准上市的肺癌標靶藥物（**參見第 169 頁**），給大家參考。

◎ EGFR

臨床上來看，如果有 EGFR 基因突變，第一線標靶藥物治療，腫瘤可縮小比例約占 7 成、2 成可維持穩定不惡化，只有 1 成治療無效。而治療有效期可延長到 9 至 10 個月，相較於接受化療者平均僅 5 至 6 個月，大約是化療效果的兩倍時間長。

目前有三代藥物在使用，第一代、第二代和第三代藥物健保都有給付，但是給付規定有所不同；第四代藥物目前正在發展中。同

時，這個藥物使用上的特性為，如果第一代、第二代藥物失靈，需要使用到第三代藥物，則必須重新做基因檢測，以確認有沒有 T790M 這個突變，若是確定才能使用。

◎ ALK

目前藥物也出到第三代了。它和 EGFR 的標靶藥物不同之處是，每一代藥物之間的使用不需要重新做一次基因檢測，若第一代藥物無效，第二代藥物可以直接使用；也可直接使用第二代藥物，以取得較佳療效，且有效期也比較久。目前健保給付也給付直接使用第二代了，這是一個好消息。

◎ BRAF

目前已經有 Tafinlar ® 與 Mekinist® 這兩種標靶藥物上市了，而且 BRAF 的標靶治療都是這兩種藥合用，不僅可以降低藥物的副作用，還能增加藥效。

◎ ROS1

相關藥物目前健保也有給付了。同時，因為 ROS1 和 ALK 這兩個基因突變很像，所以 ALK 的第一線標靶藥物截剋瘤也能夠當作 ROS1 的標靶藥物使用；也就是說，截剋瘤剛好可以當成 ALK 和 ROS1 這兩種基因突變的共同標靶藥物。另外，目前一個藥物，羅思克（Rozlytrek®）也獲得健保給付。

另外，特別要說明的是，當個別病友腫瘤的發展愈來愈混亂時，確實有少數的情況會出現兩種基因突變並存的情形，這時候才可以兩藥合用。〔延伸閱讀第 278 頁標靶藥物新夥伴〕

國內已核准上市的肺癌標靶藥物

變異基因	藥物名稱（商品名）	費用	說明
EGFR	艾瑞莎（Iressa®） 得舒緩（Tarceva®）	健保給付	第一代藥物
EGFR	妥復克（Giotrif®） 肺欣妥（Vizimpro®）	健保給付	第二代藥物
EGFR	泰格莎（Tagrisso®）	健保部分給付	第三代藥物
EGFR 外顯子 20 插入	肺倍恩（Rybrevant®）	自費	第二線使用，屬於靜脈注射標靶藥物。
ALK	截剋瘤（Xalkori®）	健保給付第一線	第一代藥物
ALK	安立適（Alecensa®）	健保給付第一線	第二代藥物
ALK	立克癌（Zykadia®）	健保給付第一線	第二代藥物
ALK	癌能畢（Alunbrig®）	健保給付第一線	第二代藥物
ALK	瘤利剋（Lorviqua®）	健保給付第一線	健保給付第一線或第三代藥物
BRAF	泰伏樂（Tafinlar®） 與麥欣霓（Mekinist®）	自費	
ROS1	截剋瘤（Xalkori®） 羅思克（Rozlytrek®）	健保給付	
MET 外顯子 14 跳讀式突變	德邁特（Tepmetko®）	健保給付	
MET 外顯子 14 跳讀式突變	泰芮塔（Tabrecta®）	自費	
RET	銳癌寧（Retsvemo®） 普吉華（Gavreto®）	自費	
Kras-G12C	洛滿舒（Lumakras®）	自費	
VEGF	癌思停（Avastin®）	自費	屬於靜脈注射標靶藥物，具有抑制血管新生的機轉，可抑制腫瘤細胞生長，作為化療的合併治療藥物可增進療效。
VEGFR2	欣銳擇（Cyramza®）	自費	屬於靜脈注射標靶藥物，具有抑制血管新生的機轉，可抑制腫瘤細胞生長，作為化療的合併治療藥物可增進療效。

註：截至 2023 年 10 月中之資料

標靶治療：晚期肺癌最佳療法

（3）抗藥性問題

另外，抗藥性問題一直以來都是肺癌標靶治療的一個重大課題。

標靶治療雖然能夠有效控制，但由於抗藥性的問題，雖然標靶藥物可以替換成第二代或是第三代的藥物，然而終究會有失效的一天，最後還是必須回到化療，這是我們在一開始做標靶治療時，都會和病友說明清楚的第一件事情。〔延伸閱讀第 279 頁標靶藥物抗藥性的處理〕

由於標靶藥物不是完全有效，當然有人可以使用很長的時間，但也有人甚至半年後還是要回到化療，這點是很現實的，所以也要讓大家了解。不過，即使這樣，只要我們做好以下相關的應變辦法，肺癌的治療還是很樂觀的。

我們以 EGFR 的標靶治療來舉例說明。如果 EGFR 標靶治療產生抗藥性，抗藥性 T790M 突變存在的話就可以使用第三線的標靶藥物泰格沙治療，用到失效為止；如果沒有，就建議檢測 PD-L1 量來加入臨床試驗或者進行化療。

然而，化療也會有失效的時候，那就可以考慮進行新的標靶治療。接著失效之後，再回去做化療，再等待更新的標靶治療或是其他治療的新療法，這樣就可以等待治療的契機出現。

總之，利用這種治療循環來增加存活率是最重要的，然後隨著醫療技術的進步，總有一天一定可以一步一步解決這些難題。

免疫治療：延長存活的治療方式

■ 廖唯昱（臺大醫院胸腔內科主治醫師）

對於有特定驅動基因突變的晚期非小細胞肺癌病患來說，第一線療法無疑自然是標靶治療，針對突變基因使用對應的標靶藥物，對症下藥。但如果是對於找不到特定驅動基因突變的病患，或是沒有合適標靶藥物可以使用的狀況下，免疫治療也可以考慮成為第一線治療。

這個療法的作用原理，在於利用不同方式來提升 T 細胞等自體免疫細胞毒殺肺癌細胞的能力，讓癌細胞無所遁形。這也說明了為什麼有人會得癌症，有人就不會，其中一個差別就在於，免疫系統有沒有擁有強大的辨識和撲殺癌細胞的能力。

免疫療法其中一個很大的特點就是，利用自身免疫系統本來就有的防禦力，來對抗癌細胞，較化療的毒性小很多，符合身體所需。儘管從現在來看，雖然還不是人人有效的新治療方式，但目前持續有臨床試驗的研究在進行，試圖找到不同狀況下最能受惠的病患族群，因此前景可期，未來有機會針對每位病友都能夠客製化合適的免疫療法療程。

(1) 癌症免疫療法的演進

19 世紀末以來，利用免疫力來抵抗或是治療癌症，一直是醫界持續努力的目標。西元 1970 年代以後發展出來的「免疫監視」假說

就認為，癌細胞一直都存在於體內，只是能夠躲避免疫系統的監控，直到壯大後才開始侵襲身體，在適當的部位出現，如肺癌、肝癌、乳癌等。

後來又出現了利用活化免疫系統的干擾素（interferon，IFN）和介白素 -2（interleukin 2，IL-2）治療癌症，只是副作用大，且只對少數癌症有效。

但是，21 世紀開始，免疫治療有了非常大的進步，免疫檢查點抑制劑（immune checkpoint blockade）的相關藥物出現了在人們眼前。2011 年，經美國 FDA 審核通過 CTLA-4 免疫檢查點抑制劑相關藥物可用於癌症治療。2014 年，美國 FDA 再審核通過了 PD-1 免疫檢查點抑制劑相關藥物也可用於癌症治療，免疫療法努力百餘年，終於逐漸開花結果。

但因為針對肺癌，單用 CTLA-4 免疫檢查點抑制劑沒有效果，單用 PD-1 ／ PD-L1 免疫檢查點抑制劑則效果顯著，且國內健保已經有條件給付免疫檢查點抑制劑的相關治療，因此，本文主要以其為介紹重點。

（2）免疫療法的種類與原理

免疫療法目前的發展趨勢有三個方向：

- 免疫檢查點抑制劑的相關免疫藥物治療。
- 「癌症疫苗」的出現。
- 「細胞療法」（我們僅就免疫藥物治療做介紹）。

所謂的「免疫檢查點」，是免疫系統中維持免疫力平衡的樞紐，現行臨床上有 CTLA-4，PD-1／PD-L1 的免疫檢查點藥物可以使用，不過 PD-1／PD-L1 抑制劑的臨床證據相對較多，也是較為被廣泛運用於臨床的種類。

PD-1／PD-L1 抑制劑都是針對 PD-1／PD-L1 免疫檢查點做調控，控制免疫力的平衡，只是一個是作用於受體（PD-1），一種是作用於配體（PD-L1）上。適度的針對 PD-1 調控將不會因為過度調控傷及自身，或過低調控導致免疫力低落而造成外敵容易侵襲身體，是一種免疫保護機制。

PD-1／PD-L1 免疫檢查點在控制免疫力的平衡扮演很重要的角色，也因此，癌細胞很狡猾的也學會在自身細胞膜上利用 PD-L1 來偽裝自己為正常細胞，試圖逃避免疫 T 細胞的追殺，如肺癌細胞膜上的 PD-L1 配體，和免疫殺手 T 細胞接觸時，會和其細胞膜上的免疫檢查點 PD-1 受體結合，讓免疫殺手 T 細胞將癌細胞誤認為正常細胞，降低對癌細胞的辨識能力，所以能讓肺癌細胞得以繼續活躍、成長。就像在警察（免疫殺手 T 細胞）前偽裝成守法公民的小偷（癌細胞），能逃過警察的追捕。

但是利用免疫檢查點抑制劑，就能阻斷癌細胞上 PD-L1 與免疫殺手 T 細胞上 PD-1 的鍵結，讓免疫殺手 T 細胞能有效辨識癌細胞並做擊殺，使癌細胞無所遁形，達到治療癌症的目的。這方法已經證實對肺癌、大腸癌、腎臟癌、黑色素細胞癌、何杰金氏淋巴癌等多種癌症治療效果。

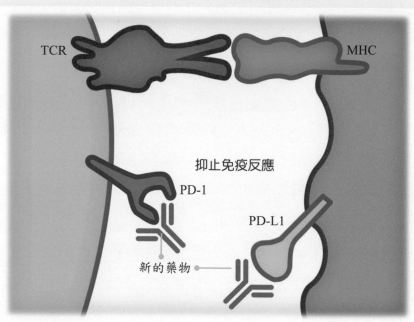

PD-1 與 PD-L1 抑止免疫反應

▲圖右的癌細胞上的 PD-L1 若跟圖左的 T 細胞上的 PD-1 結合，會促發免疫系統中的「抑制作用」，降低 T 細胞的攻擊能力；但是，免疫檢查點抑制劑與 PD-1 或 PD-L1 結合，就能解除抑制作用，讓 T 細胞辨識出癌細胞，進而消滅之。

（3）免疫檢查點抑制劑於臨床治療

　　如何於臨床上運用免疫檢查點抑制劑治療晚期非小細胞肺癌病友，與病友腫瘤的 PD-L1 表現量有非常大的關係。像是單獨使用的狀況下，建議 PD-L1 表現量至少要大於 50％，小於 50％ 表現量的病患建議還是需要與其他藥物做合併使用，才能提高治療成功的機會。其他像是病友的身體狀況、病徵、癌細胞轉移部位或是轉移數量多寡、吸菸與非吸菸等，都是納入考量的因素，進而才能做到癌症治療客製化。

以下針對臨床上常使用的方式一一做介紹。

◎ 單獨使用免疫療法

目前免疫療法可以單獨於第一線或是第二線治療晚期非小細胞肺癌病友使用（鉑金類化療治療無效後）。

需特別注意的是，如果於第一線單獨使用，建議病友腫瘤的 PD-L1 表現量至少要高於 50％，甚至更高，才能提高治療成功的機會。然而根據目前臨床證據顯示，目前大約只有三至四成的病友腫瘤縮小三成以上，顯示這部分還有很大改進的空間。

所以，如果病友的 PD-L1 表現量是低於 50％ 或是沒有表現，會建議至少要加上化療，甚至可以與化療和抗血管新生抑制劑併用，療效較佳。合併療法的部分會在後續做介紹。

不過，單獨使用在第二線治療的狀況下與第一線較為不同，某些特定藥物對於所有 PD-L1 表現量的病友都能提供療效，PD-L1 表現量的意義就比較不是首要考量。

在第一線與第二線單獨使用的狀況下，目前健保已經有針對特定病友族群有條件的給付，且必須滿足幾個前提，特別是必須先接受基因檢測，確定沒有 EGFR、ALK、ROS1 等基因突變。

同時病友身體狀況必須良好（ECOG ≦ 1），而且心肺與肝腎功能須符合特定條件，建議跟主治醫師清楚溝通過，才能判定是不是符合身體條件的給付規範。

◎ 免疫治療合併抗癌藥物

PD-L1 表現量沒有超過 50％的晚期非小細胞肺癌病友也不用灰心，還是可以進行免疫治療。

因為**研究顯示，第一線使用免疫治療搭配化療，可以延長病友的長期存活率。**

此外，根據更新的臨床證據顯示，如果再加上抑制血管新生藥物（或稱抗血管新生藥物）的話，可以達到較高的整體反應率，且對於有肝臟轉移的病友可以達到更好的療效。

至於免疫治療加上化療的效果如何呢？

● **結果一**：化療藥物在消滅癌細胞後釋放出癌細胞抗原，免疫殺手 T 細胞會根據這樣的抗原學習如何辨識癌細胞，之後進一步在體內巡邏，找尋到癌細胞。

● **結果二**：免疫療法的角色如前述可以讓免疫殺手 T 細胞與癌細胞接觸後，移除癌細胞身上的偽裝，而更有效的辨識癌細胞並做擊殺。另外，抑制血管新生藥物已經被多篇臨床前與臨床試驗證實，能夠改變腫瘤微環境並間接的正向調控免疫力，三種藥物在這樣的正向循環中相輔相成達到加倍療效。

前述討論主要是針對非小細胞肺癌病患的治療選項，最後需要特別提到的是免疫療法在近期於小細胞肺癌的進展。

傳統來說，小細胞肺癌病友除了化療外已經將近 20 年在第一線治療沒有新進展，然而**最新的臨床試驗數據顯示，PD-L1 免疫抑**

制劑於第一線合併化療已經證實可以有效的延長晚期小細胞肺癌患整體存活率。

◎ 雙免疫檢查點抑制劑併用

有研究顯示，將 CTLA-4 免疫檢查點抑制劑與 PD-L1 免疫檢查點抑制劑兩者混用於特定晚期非小細胞肺癌病友來說，也可以看到顯著療效。而因為這樣的療法對於無法接受化療的病友會是未來的新曙光，結果值得令人期待。〔延伸閱讀第 280 頁免疫治療新進展〕

（4）預防復發

其實，進行免疫治療還有一個更積極的治療思維就是預防復發。目前免疫檢查點抑制劑的治療期別有從晚期往前移的趨勢，也已經有臨床試驗正在進行。

因為愈早期的病友免疫力愈好，對抗癌細胞的能力也愈強，因此愈早使用，能更有效的正向調控免疫力。

如果在開刀前先進行免疫治療，就能夠事先在病友免疫力良好的狀況下，先行調控免疫力，將還沒辦法偵測到的癌細胞在開刀前先處理掉，進而大大降低復發的機率，這就是屬於「治未病」的概念。

而晚期的免疫療法的治療目標則偏向「疾病控制」。由於已經轉移了，只能想辦法利用標靶治療、化療、放療或是免疫治療等方式，想辦法控制病情，不要惡化、不要到處轉移、減輕病友症狀。

在不同階段的治療目標也因此大為不同。

晚期肺癌的放射治療

■ **許峯銘**（臺大醫院放射腫瘤科醫師／臨床副教授）

晚期肺癌一般就是指已經有肋膜、腦部、骨頭、肝臟和腎上腺或其他部位的遠端轉移，也就是所謂的第四期肺癌了。由於這時候幾乎不可能進行根除性手術了，放射治療就是藥物治療以外的主要治療方式之一了。

本文再依據相關幾種臨床常見的晚期肺癌情形做說明，供大家參考。

(1) 晚期放射治療的目標與策略

晚期放療的治療目標和策略大致有以下三種：

● 第一種是可以長期控制的情形，也就是能做根除性放療的單一轉移病灶或寡轉移病灶。

● 第二種是緩解性治療，針對症狀做緩和治療。

● 第三種是所謂的「協同治療」。

同時，最常見的腦轉移放療，本文也會介紹。

◎ 根除性治療

這主要是針對單純只有單一轉移病灶，或數量較少在三至五顆以內的寡轉移病灶的情況而言。也就是說，如果是這幾種情形即便病情已經轉移出去，可控制性的機會較高，就能做出積極性的局部放射治療，達到延長腫瘤控制期或是降低再轉移風險這兩大目的。

◎ 緩解性治療

如果病灶是大範圍或多器官轉移，病情較為嚴重，則根除性治療就不適用了，只能以舒緩病情，並讓病友維持生活品質為主要治療目標，放療做法就要調整為緩解性治療為主。

◎ 協同治療

因為肺癌治療的多樣化，所以晚期肺癌放療往往還必須配合其他治療的方式，做出統整性的「協同治療」。比如配合標靶治療、化學治療，以延緩這兩種治療容易發生的抗藥性問題，讓這兩種治療效果更為理想；甚至放療如果能合併免疫治療一起做，還有可能提高免疫治療的效果。

（2）可長期控制的晚期肺癌放療

指的就是單一轉移病灶，或數量較少在三到五顆以內的寡轉移病灶。因為雖然這情形也算第四期，但因為病情相對單純，如果標靶治療或化療藥物治療的效果也不錯，可控制機會大，所以就能夠進行積極局部治療，長期控制的治療效果也往往不錯。

肺癌雖然有一半病友發現時都已經是晚期（第四期）了，但因為現在治療種類、技術和效果愈來愈好，預後的時間也愈來愈長，所以長期控制變得相對很重要。

尤其是標靶治療和化療的藥物常常會出現抗藥性，因此針對這種病情相對單純且對藥物反應良好者就可以利用放療，加大力度進行「根除性放療」，不只針對轉移出去的腦部或是骨頭的癌細胞，還能將原發的肺部癌細胞一併清除，達到根治的效果，一勞永逸。

這樣不只能夠降低發生抗藥性的機會，延長藥物的效果，還能增加病友的存活率；同時，國外研究還顯示，這個做法也能夠降低再次轉移的機會，一舉兩得。

（3）多處轉移的晚期肺癌放療

如果是多處轉移的病友，就要以藥物治療為主，放療就變成只是舒緩或預防腫瘤引起的相關症狀，以提升生活品質。最常進行的就是腫瘤阻塞住支氣管了，會引發咳嗽、咳血，或呼吸困難；或是壓住了上腔靜脈會喘跟水腫，因此會進行短療程放療以緩解胸腔症狀。

以下，我們把晚期肺癌多處轉移或是胸腔內腫瘤，最常見的緩解性放療處理的部位和症狀，提供右頁表格做為參考。

（4）腦轉移的放療

對於已經發生腦轉移的病友，由於腦部有血腦屏障的關係，儘管目前的藥物治療已經很發達了，但往往效果還是有限，也會見到其他轉移部位控制情況不錯，但腦部轉移腫瘤就效果不彰，導致惡化或復發的情形發生。因此，**針對轉移性腦腫瘤，就會有手術和放療兩種治療方式**。

轉移性病灶		胸腔病灶	
部位	症狀	部位	症狀
骨骼	疼痛、病理性骨折	胸壁	疼痛
脊椎	疼痛、壓迫性骨折、脊髓壓迫	氣管支氣管	呼吸喘、咳血、咳嗽
腦、脊髓	腫瘤位置相關神經症狀	肺葉	呼吸喘、發燒
肝	腹痛、肝衰竭	上腔靜脈	臉或上臂腫
皮膚	潰瘍性傷口	喉返神經	聲音沙啞、嗆咳
肋膜	呼吸喘、疼痛	食道	吞嚥困難
心包膜	呼吸喘、胸悶	臂神經叢	上臂麻痛無力

進行神經外科手術的第一個原因是病灶太大，壓迫到腦組織，造成腦水腫，導致腦壓過高，開刀取出後，腦部馬上就能獲得減壓的效果，這是最適當的處置方式；第二個原因則是從取出的病灶可作病理化驗，以確認是否轉移。

然而，如果某些情況無法開刀，同時藥物效果也不佳的時候，就會考慮放療了。目前腦轉移的放療一般分為全腦放射治療和立體定位放射手術（**直接照射病灶**）兩種。

其中，全腦放射治療中有一種可以較佳保存記憶認知功能的迴避海馬回全腦放療技術，避免對這個腦部重要構造造成放射性傷害。以下也做簡短介紹。

◎ 全腦放射治療

全腦的放射治療因為是整個腦部都被照射到，所以自然會對腦轉移產生效果，而且不容易復發新轉移的病灶，這是此方法的優點。

特別是腦轉移的顆數非常多，或是有腦膜轉移等的病友，由於無法進行立體定位放射手術，就只能施行全腦放射治療了。

全腦放療除了掉髮等一般的副作用以外，在臨床上有大約 4 ～ 5 成的病友還可能會出現認知缺損等無法復原的副作用，而且年紀愈大的病友愈常面臨這個問題，雖然還沒有到達失智的程度，但這卻是值得注意的現象。

此外，部分病友則會出現體力變差、疲累的情形。另外，少數的病友會出現平衡感變差、走路不穩等神經退化的現象。而這些狀況也是年紀大的病友容易出現，請家屬要特別注意。

老人家因為腦部已經開始退化，如果再接受全腦放射治療，往往可能引發進一步的腦神經功能問題，這也是在考量接受放療與否必須思考的地方，建議大家和醫師討論清楚後再施行。

◎ 海馬回迴避全腦放療

這是一個近年來才發展出來的放射治療技術新趨勢。

海馬回因為構造和海馬很相似因而得名，位於大腦深處，是成對出現，各自位於左右腦，主管記憶、認知能力，如果受傷就會造成短期記憶力衰退、方向感變差容易迷路等問題。因此，放療時能夠降低對它的傷害，就顯得相當重要。

海馬回迴避全腦放療則是在做全腦放療時，將照射到海馬迴的放射線適度降低，使其受傷害的機率也降低，如此就能改善部分記憶與鑑別能力的退化程度。

不過，**這個治療必須符合病灶沒有位於海馬回迴避區內，或是無廣泛性軟腦膜轉移等兩個條件，才可以進行。**

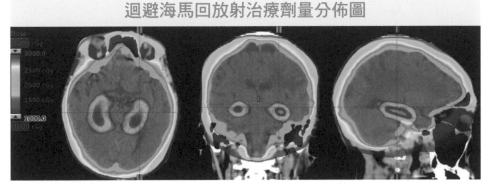
迴避海馬回放射治療劑量分佈圖

▲ 海馬回迴避全腦放療可些許改善部分記憶與鑑別能力，海馬回區就位於如上左右對稱狀如海馬的兩個區域。

◎ 立體定位放射手術

這個方式由於只照射已經發現的病灶，副作用較小，但是自然可能因有沒發現的病灶存在，比較容易導致復發。因此若是另外長出新病灶時，又要再次處理。

這兩種方式各有優缺點，**醫療團隊必須依照每位病友不同的病情決定如何處理**，所以病友和家屬只要通盤了解相關治療細節，再和醫療團隊討論出最適宜的治療方案即可。

以下將這兩種方式列成「腦轉移放射治療方式比較表」，提供給大家參考。

腦轉移放射治療方式比較表

方式狀況	立體定位放射手術	全腦放射治療
適合治療腦轉移數量	● 一到三顆（健保給付規定） ● 一到五顆（三期臨床研究適應症） ● 多於五顆（可執行）	● 多於一至三顆 ● 軟腦膜轉移
禁忌症	● 軟腦膜轉移 ● 需神經外科手術減壓	需神經外科手術減壓
治療次數與治療時間	● 每顆病灶一次 ● 大顆或臨近危急構造之病灶分三至五次 ● 每次依治療技術約 20 至 60 分鐘	● 每天一次，每週五天，共 10 至 15 次 ● 每次依治療技術約為 5 至 20 分鐘
復發型態	● 局部控制率較高 ● 新發腦轉移病灶風險較高	● 局部控制率較低 ● 新發腦轉移病灶風險較低
急性副作用	較少	● 較多 ● 疲倦、噁心、掉髮、中耳發炎等
放射性腦組織發炎	● 較常見，發生率隨腫瘤大小增加而上升 ● 發生於治療後數月，甚至數年	較罕見
神經認知功能保存	較好	● 較差，預防性使用憶必佳（中重度及重度的阿茲海默症用藥）可改善 ● 可藉由迴避海馬回全腦放療，保存部分短期語言記憶功能

（5）副作用的緩解

　　肺癌放射治療的副作用通常發生於照射範圍內，可分為急性反應和慢性反應兩類。同時，特別說明的是，不分期別，從第一期到第四期，只要進行胸腔放射治療，這些副作用都可能發生，以下將最常見的四種副作用分別說明。

　　急性反應是指放射治療開始 90 天內所產生的反應。治療開始一至二周後會出現輕度反應症狀，伴隨療程進行，反應級數（嚴重程度）逐漸增加，在治療完成後一周到達最大反應程度。之後的症狀會逐漸復原，治療後四周內多數可完全緩解。

　　慢性反應是指放射治療開始 90 天後所產生的反應。一般是在療程結束後追蹤期才會出現，是僅發生在少數病友的風險，需要密切追蹤並由醫師確認。

　　本文則說明最常見的急性放射性皮膚炎、慢性放射性皮膚炎、急性放射性食道炎、放射性肺傷害。

◎ 急性放射性皮膚炎

　　一般會分成三級反應：第一級是輕微的紅斑或乾性脫屑；第二級則是出現明顯紅斑、皮膚皺摺處的局部濕性脫屑、皮下水腫等問題；第三級則是會導致大範圍的濕性脫屑、摩擦病灶處會引發出血等問題。而頸部的鎖骨上窩、後背、胸前則是好發部位。

　　至於急性放射性皮膚炎的處理可以依照有沒有發生紅斑或乾性脫屑來區別。如果沒有發生，不建議塗抹任何皮膚用藥物或保養品，

不過可適度使用低刺激性清潔用品，清潔皮膚；並切勿在治療前塗抹任何皮膚用藥物或保養品；同時，**要特別說明的是，目前並無嚴謹的臨床研究證據可顯示，含蘆薈皮膚用產品可以減緩放射性皮膚炎嚴重程度。**

如果有發生瘙癢、刺痛、灼熱等情形，可使用含類固醇藥膏減緩不適。至於濕性脫屑，則要依醫師指示使用藥物（優碘、抗生素），並依醫護人員指示進行傷口照護，但不建議使用人工皮（傷口敷料）。

◎ 慢性放射性皮膚炎

慢性放射性皮膚炎大致會出現色素沉積或脫色；皮膚油脂分泌減少、乾癢；皮膚汗腺分泌減少；皮膚微血管擴張；皮膚肌肉軟組織纖維化、水腫等問題。除了可使用外用類固醇藥膏，且患部需要避免曬太陽，同時不要再受傷，或是利用高壓氧治療或手術治療。

◎ 急性放射性食道炎

一般會分成三級反應：第一級，輕微不適但仍可吞嚥正常食物；第二級，明顯不適導致吞嚥狀況改變；第三級，嚴重不適導致需要導管灌食或施行靜脈營養。

● **如果沒有發生吞嚥不適症狀：** 部分研究顯示，放療期間使用左旋麩醯胺酸每日三次，每次 10 公克或可減緩放射性食道炎不適，促進破損的黏膜復原。但沒有必要使用預防性藥物或營養品，因為**目前並無嚴謹的研究顯示，左旋麩醯胺酸（Glutamine）可以改善放射性食道炎。**

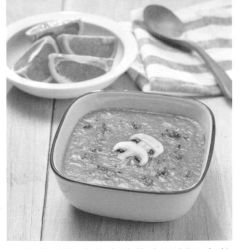

● **明顯吞嚥不適或疼痛**：飲食原則為「多軟流質、忌燙酸辣」，同時再依醫師指示，進食前使用適當藥物，如非類固醇消炎止痛藥、弱效嗎啡類止痛藥、消化道潰瘍用懸浮液、胃酸抑制劑、嗎啡類口服止痛藥或貼片等。

▲ 吞嚥不適或疼痛的飲食可採取多軟流質、適溫的清淡食物，著重營養食材，忌重口味。

● **嚴重吞嚥不適**：可以用嗎啡類止痛藥物改善，同時在醫師嚴格監控下，無需擔心上癮問題。另外還可以利用腸胃道灌食管或靜脈注射，維持營養攝取。

● **如果治療結束後四周症狀均未緩解**：就要利用食道和胃部的上消化道內視鏡檢查，以排除念珠菌或病毒等感染性食道炎。

◎ 放射性肺傷害

這個副作用分為三種：一是介於急性反應與慢性反應之間的放射性肺炎、肋膜積水；二是屬於慢性反應的肺局部纖維化、肺塌陷；三是較為少見，屬於慢性反應的支氣管傷害。

本文對較為常見的放射性肺炎和肺部局部纖維化兩個副作用做說明，其他的部分則在病症出現時，請和醫師密切配合，遵照醫囑，控制病情。

● **放射性肺炎**：會依照體重給予適量類固醇以緩解症狀，需持續使用數週並視治療反應逐步減量，多數會在數週至數月後緩解。中度以上副作用之發生率小於 5 ～ 10%，此時可能需要氧氣治療，極少數情況下可能需要呼吸器支持治療。

● **肺局部纖維化**：可用藥物緩解症狀，少數情況下可能需要氧氣治療。適當的運動與專業指導下的心肺功能復健，有助於減輕因放射性肺局部纖維化造成肺功能下降所引起的症狀。

（6）未來的展望

臺大醫院肺癌治療團隊除了經驗豐富、設備國際化以外，更參與和主導豐富而多樣化的各種臨床試驗計畫，希望病友能夠踴躍參與，作為改善和控制病情的重要方法之一，讓治療效果更好。

此外，在放療部分，由於人工智慧 AI 的運用日趨成熟，以及磁振導引放療、質子治療等未來治療方法的日新月異，我們對放療發展的前景感到非常樂觀。且隨著整體治療水準的大幅度提升，使得肺癌的預後存活率愈來愈高。如此一來，就可以讓遺憾愈來愈少。

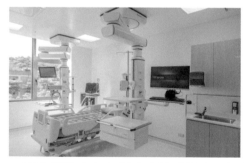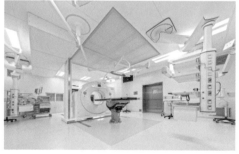

▲臺大醫院參與各種臨床試驗計畫、提供國際化最先進的設備，還有最優質的肺癌治療團隊，且肺癌的預後存活率愈來愈高。

晚期肺癌的手術治療

- 徐紹勛（臺大醫院癌醫中心分院副院長）
- 陳沛興（臺大醫院雲林分院胸腔外科主治醫師）

(1) 什麼是晚期肺癌？

針對非小細胞肺癌，目前臨床上分為四期，通常第三期或第四期被認定為疾病較晚期的狀態，而稱為晚期癌症。

面對癌症，病友永遠都會問：「醫師，我能不能開刀？」

在以前的觀念，愈晚期的癌症，不只腫瘤相對較大，對周邊組織的侵犯也更嚴重，常需切除更多的身體組織，帶來較大的身體負擔。第三期的肺癌，腫瘤通常已侵犯到縱膈腔內重要器官或擴散到附近的淋巴結，而第四期時，則是癌細胞已擴散到對側肺葉或是其他的器官。

當已出現了遠端或是淋巴結的轉移，即使切除了原發部位的腫瘤，也難以根除疾病，容易復發。

大部分的第三期及第四期，被認為是不適合接受手術的期別，大多是建議採取非手術的方法，害怕勉強手術時未蒙其利，先受其害。不過，隨著肺癌的藥物治療和手術方法的重大進展，已可大幅減少對身體的負擔與傷害。

因此，針對晚期肺癌的手術進行也愈來愈有把握，可行性也愈來愈高。

（2）術前評估：我的身體能夠承受開刀嗎？

即使是隨著治療方式的進步，腫瘤治療最重要的環節，仍是病友的身體狀態。同樣的腫瘤，當病友的身體狀況不同時，醫師考慮的治療方式也會大不相同。**評估病友的身體狀況，永遠是手術考量中最重要的一環。**

一般而言，如果病友的年齡太大或是有其他的疾病，將會大幅增加手術的風險，將轉而接受其他非手術性的治療。但除了過去的病史與年齡外，醫療上常會根據病友在生活上的表現，給予一個量化的分數，目前在臨床上最常用的有 Karnofsky 功能狀態評分表（**簡稱 KPS 評分**）以及美國東部腫瘤組織活動狀態評分表（Eastern Cooperative Oncology Group，ECOG），由於 ECOG 比較簡單，所以臨床上也比較常用。

級別（分數）	體力狀態
0	活動能力正常，與病前活動力無任何差異。
1	能自由走動及從事輕體力活動，包括一般家務或辦公室工作，但不能從事較重的體力活動。
2	能自由走動及生活自理，日間不少於一半時間可以起床活動。
3	生活僅能部分自理，日間一半以上時間臥床或坐輪椅。
4	臥床不起，生活不能自理。
5	死亡。

基本上，肺癌病友要進行化學治療或是手術治療時，其日常體能狀態最好在 2 分以內，較能避免治療後可能造成的嚴重後果。

而除了以上根據病友狀態所進行的評估外，針對肺臟本身，目前常以肺功能的檢測作為依據，由於肺部組織被切除後不會再生，若切除的範圍過大，超過身體可以負擔的狀況，可能導致術後嚴重併發症，嚴重影響生活品質，因此對於較晚期的肺癌，永遠得考慮其副作用。

　　此外，若需要切除較大範圍時，甚至得預先安排肺部掃描，來確認肺部的左右功能是否平均。而肺的鄰居——心臟，其血液的輸出與輸入，都需經過肺部的血管，在手術後，也常會引發一些心臟病症，如肺動脈高壓或是心律不整。臨床上，常以心臟超音波與心電圖來評估病友心臟狀況，希望儘可能排除心臟在結構或生理上的潛在病症。

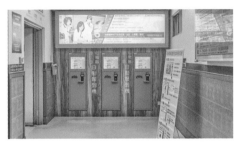

▲ 藉由各種檢查，儘可能了解病友的身體情形，才能安排出最適合的治療方式。

（3）淺談晚期肺癌手術：我的腫瘤能夠拿乾淨嗎？

　　「先求不傷身，再求效果」是晚期肺癌手術，最重要的概念。相較於早期肺癌的手術尋求根除病灶，晚期肺癌手術追求的是風險與治療效果的平衡，希望儘可能切除腫瘤，卻不造成身體過大的副作用，用控制的概念取代治癒，治療的方向更著重於提升生活品質與延長壽命。

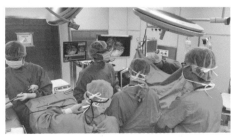

▲ 近幾年晚期肺癌手術的技術提升，大多以單孔微創胸腔鏡取代三孔，或是雙孔之手術，降低手術的風險。

　　早年不建議晚期肺癌病友接受手術，主要是因為傳統肺癌手術，需要安排開胸的肺葉切除，對病友的術後風險高、恢復期長，長期肺功能缺損的副作用也大。但近幾年手術技術進步，開胸手術已漸漸被胸腔鏡手術取代，傷口也愈來愈少、愈來愈小，在臺大醫院大多皆以單孔微創胸腔鏡取代三孔或是雙孔之手術，病友恢復得更快、副作用也更少。在腫瘤切除的方式，也從傳統侵襲性的肺葉切除，改成肺節甚至是楔形切除，雖只能擁有保守之手術邊界，但對於術後的危險性與影響也大幅下降。

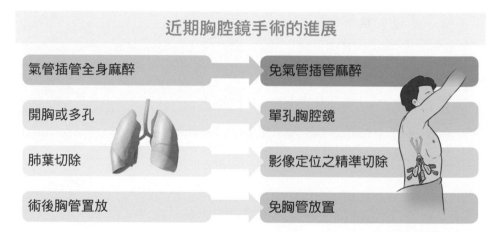

近期胸腔鏡手術的進展

氣管插管全身麻醉	免氣管插管麻醉
開胸或多孔	單孔胸腔鏡
肺葉切除	影像定位之精準切除
術後胸管置放	免胸管放置

※ 非所有病友皆適合，仍須由醫師專業判斷評估

　　除了直接切除外，近年來微創治療也有了新進展，利用冷凍治療來破壞腫瘤。其方式為利用導針插入腫瘤組織，當導針導入冷凍氣體時，可以降溫至零下 40 度，再注入氦氣增溫循環，來達到腫瘤組織的消除。冷凍治療對周邊正常組織的傷害較小，可成為腫瘤切除手術或是麻醉風險高的肺癌病友替代選擇，雖然無法達到「完全根治」的效果，但卻能給不適合接受手術的病友一個「接近手術」

的療法。病友的傷口小，住院時間也短，過程與術後的疼痛感或併發症（**氣胸、血胸**）也低，即使是重複治療，甚至已經開刀多次者，也都可以進行，達成精準治療的目的。

（4）除了開刀，還有沒有需要接受其他治療？

一般而言，晚期非小細胞性肺癌中的第三期，腫瘤已經侵犯到縱膈腔內重要器官或是附近的淋巴結，病情複雜，因此根據病友與患部不同的狀況，可能會考慮有不同的治療方式，最常見的就是搭配化學治療，但使用時機則根據病友狀況有所不同。

先做化學治療者稱之為前導性治療（Neoadjuvant therapy），其目的是在手術前，儘可能地縮小腫瘤的大小與範圍，在使手術後的腫瘤復發率降低的同時，降低可能副作用的影響。**先做手術再做化學治療則稱為輔助治療**（Adjuvant therapy），其目的就加強手術治療的效果，減少腫瘤在局部或是身體其他部位的復發或轉移，增加病友治癒的機會。

此外，根據患者的病情狀況可能需要搭配上化療與放療的同步治療。而近幾年，搭配標靶藥物也是一個可考慮的治療選擇。

標靶藥物是針對癌細胞特異之基因突變才發展出來的藥物，所以當有特定的「致癌基因」時，標靶藥物才能發揮它的功效，因為治療效果佳，而副作用小，近年來也成為了搭配手術治療的新選擇。手術的治療，有時不只是為了切除腫瘤，也是為了確認是否有突變基因的處置。

（5）肺部以外的腫瘤轉移，該怎麼辦？

當肺癌出現了遠端轉移（常見如腦、肝、腎上腺、骨頭），過去即認為是末期的疾病，但在各種有效治療方式的搭配，常常能相當有效地控制肺部腫瘤。

當原發與轉移性腫瘤皆能穩定控制時，處理轉移性的腫瘤，也被視為能減緩病情的進展與復發的機會。

目前針對不同部位，常見有動脈栓塞（TACE）、射頻燒灼術（RFA）、全腦放療（WBRT）、轉移部位手術切除或單一部位放療，皆是可以考慮的治療方式。

不過，依照過去經驗顯示，肺癌的控制性治療仍有其極限，當出現過多的遠端轉移，目前治療效果仍較差。以過去經驗而言，5個轉移病兆以內之「寡轉移（Oligometastatic status）」，較易有好的治療效果。

（6）肺癌晚期 ≠ 肺癌末期

晚期肺癌的重要概念是「團隊作戰」與「先求不傷身，再求效果」，搭配各種療法，希望將肺部原發腫瘤控制穩定的同時，一併控制遠端轉移腫瘤的生長。

肺癌晚期，並不等於末期，經醫師審慎評估後，在身體可承受的前提下，調整治療與用藥方式，希望使肺癌成為和其他慢性病一樣，我們能夠與之共存，這就是目前面對晚期癌症，最重要的治療方向。

PART6
維持良好生活品質——
改善皮膚副作用、飲食照顧與運動建議

◆ 克服標靶治療中的皮膚副作用

使用標靶藥物,就可能出現痤瘡樣皮疹、甲溝炎、皮膚乾燥、皮膚搔癢等副作用。只要透過正確治療與用藥,不僅可將副作用降到最低程度,還能維持良好的生活品質。

◆ 肺癌治療期間的飲食營養照顧

抗癌是個漫長過程,因此要更重視飲食與營養的調整與補充,儲備好體力,才能增加之後和癌症搏鬥的本錢。另外統計上有 20% 的病友死於癌症惡病質,這是非常嚴重的營養問題,治療期間的營養照護重點也希望能夠協助病友避免這種問題發生。

◆ 療癒及保健期間的飲食營養照顧

調養療癒期間的飲食重點在於「均衡營養」,抗癌九大生活飲食須知:戒菸、維持適當合理的體重、每天運動、高纖多蔬果多全穀類、減少每天糖類攝取、適量&好的脂肪攝取、少紅肉&少加工肉品、適量酒精攝取或不喝、不依賴營養補充劑。

◆ 正確提升免疫力以對抗癌細胞

癌症產生的原因一部分就是因為免疫系統辨識、對抗癌細胞失敗的結果。所以,增強免疫系統辨識癌細胞能力,並且維持正常的免疫功能,讓抗癌的能力大增,也就有機會消滅癌細胞了。

◆ 調整作息、省力運動以克服癌疲憊

因為癌症本身或癌症相關治療,會對身體產生持續性、主觀性的癌因性疲累。統計顯示有七成以上的癌友在治療後都會有這種感覺,不僅嚴重影響生活品質,甚至會影響接受治療的意願。本節從日常生活重新規畫和省力動作的操作,協助癌友克服癌疲憊。

◆ 手術治療前後與非手術療法的運動建議

不管是每天走 5000 步、練習腹式呼吸、正確咳嗽技巧等,都是手術前最好的運動鍛鍊。手術後住院階段的運動目標,則是為了可以儘早下床、維持肩膀與胸廓的活動度、排除痰液、恢復呼吸量。很多病友治療後往往無心運動,這樣會不利於病情,因此還是建議可降低運動時間與強度,但是一定要動。

克服標靶治療中的皮膚副作用

■ **朱家瑜**（臺大醫院皮膚部主治醫師／臺大醫學院皮膚科教授）

　　由於肺癌、頭頸癌和大腸癌的癌細胞都是由上皮細胞發展而來，所以標靶治療當中最主要的表皮生長因子受器（EGFR）抑制劑的治療原理，就是從阻斷癌細胞經由表皮生長因子受器（EGFR）接收外來營養進而壯大自己的這個機制，達到消滅癌細胞的治療目的，這個現象在肺癌細胞表現得特別明顯。

　　因此，肺癌標靶治療當中痤瘡樣皮疹（或丘疹膿疱皮疹）、甲溝炎、皮膚乾燥、皮膚搔癢等 4 大副作用也都和皮膚有關。本文會先告訴大家一個典型的案例後，再就肺癌標靶治療的意義、內容、皮膚副作用和用藥，以及常見的問題向大家說明。

（1）案例

　　我用以下非常典型的案例和大家說明，儘管疹子等副作用很可怕，但只要醫病好好合作，其實都能夠幫助病友恢復良好生活品質。

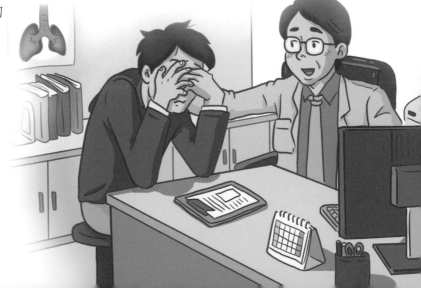

一位四十幾歲的斯文男性進入診間，一坐下將帽子和口罩拿下後，指著自己的臉，滿面愁容地說：「醫師，這個標靶藥我不要吃了，現在臉吃成這個醜樣子，疹子起碼有三百顆！年輕時長痘子也沒長成這樣，我乾脆死了算了！」愈說愈激動，講完後一個中年大男人竟然當場哭個不停……診間氣氛瞬間凝結。

　　我看著這位第一次來掛我門診的病友，心裡完全理解他的想法，自然也同理他的悲傷。因為，起皮疹是大約九成吃標靶藥物病友都會產生的副作用，所以除非不吃，否則很難完全避免。因此，我以和緩的語氣安慰他說：「你不用擔心，我的病友都是這樣子過來的，很多人也都吃了好..幾…年。」最後三個字我還刻意慢慢說得非常清楚。

　　但是他還是很傷心，繼續說：「可是這太恐怖了，整個臉都是，我人生沒有這麼醜過。我不抽菸、不應酬，也幾乎每天運動，為什麼還會那麼衰得肺癌？得肺癌就算了，還得了晚期的。原本還慶幸可吃標靶藥物，但沒想到臉上疹子長到要爆出來一般，每天都吃不下、睡不著，這樣活下去還有什麼意思！？」愈說愈難過，竟然哭得比之前還慘，嚎啕大哭，完全停不下來！

　　我知道他這是在發洩，那些憂愁和傷心壓抑在心裡很久了，臉上長滿疹子只是壓垮駱駝的最後一根稻草，因此沒有阻止他。根據我多年的觀察發現，肺癌病友在治療過程中常會有憂鬱症的傾向。

　　道理很簡單，以眼前這位病友為例，原本正是人生最輝煌、可大展鴻圖的時候，沒想到卻罹患肺癌，有如晴天霹靂，人生瞬間跌落谷底。更何況他還是家中經濟支柱，孩子也還小，死亡的陰影又籠罩不去，勇敢接受治療竟還搞得滿臉疹子，情何以堪！覺得連最後一絲希望也沒了，乾脆一死了之。

　　我知道這時候是關鍵，一定要振作起他的求生意志。「這個你放心，我們治療這個標靶藥物皮膚副作用已經快二十年了，可以說是全世界最有經驗的團隊。我們的治療經驗已經是全球口碑了，包括德國、美國、日本、新加坡等…我還全世界到處去演講這個題目呢。我們團隊的治療成功率超過九成，所以除了在全世界的知名醫學期刊有刊登相關論文外，其他國際媒體也都曾經大幅報導過。」

　　他一聽完，猶如打了一針強心劑，終於停止哭泣，轉頭望向我。我知道他要問什麼，於是我繼續說：「針對每位病友，我們都有不同的處置方式。輕微的時候擦什麼藥膏，有膿頭的時候擦什麼藥膏，如果疹子已經超過多少顆就要吃藥，真的很嚴重就要住院打針處理，這都有一套很完整的 SOP 標準流程，只要好好跟醫師配合治療，絕對可以完全改善。所以，外國醫師才會如獲至寶地要找我們啊！你好好吃藥，明年會感謝我的。」

　　「真的！我還有明年！？」這位病友的語氣已轉為驚喜了。

　　「我的一位病友，是 70 歲的阿嬤，她是吃艾瑞莎。一開始也是不相信，滿臉豆花不說，還有嚴重的甲溝炎，走路都一拐一拐的，每個星期就要來點藥一次。原本認為自己時日無多，已經開始寫遺囑、準備後事了。誰知道完全配合我們的方式治療後，一點一滴進步，在醫療團隊的陪伴下，一路撐過去，半年過後整個狀況就明顯好轉了。目前只要半年來拿一次藥就可以了。如今都 84 歲了，應該升級當阿祖了！其他病友的例子，少則來看兩三年，超過十年的也所在多有。」我舉這些例子，就是要讓他知道，只要醫病合作，這問題是可以解決的。

　　這位病友總算「破涕為笑」地答應我們，要好好按照醫囑吃藥和做治療，最後面帶笑容走出診間。而診間裡的我和助理小姐也鬆了一口氣。多幫助一位病友，心中充滿無法言喻的的欣慰。

（2）標靶治療到底是什麼？

在肺癌的治療上，標靶治療的出現可說是一個劃時代的新創舉。這個療法和屬於亂槍打鳥、不分青紅皂白如原子彈爆炸般殺死一整片癌細胞和好細胞的化學療法比起來，不僅精準許多，效果更是直線上升。

而標靶治療之所以稱為「標靶」，就是因為所使用的藥物具有專一集中性，藉由干擾癌細胞的生長、分裂和轉移等相關機制，破壞癌細胞的組織，達到消滅癌細胞的目的，同時更避免了正常細胞遭受傷害，藉此降低治療的副作用。

這樣的療法算是「巡弋飛彈」式的，和化療相比，相對精準許多，牽連的範圍也大幅度減少了許多。但是，畢竟還是會牽連到一些無辜，沒有辦法完全避免副作用，這是比較可惜的地方。

（3）肺癌最常使用的標靶治療有哪些？

隨著肺癌治療的日新月異、各種標靶治療藥物的新發展，許多藥物的皮膚副作用也成為肺癌病友照護的重要課題之一。

在目前使用的標靶治療藥物中，常常引起皮膚反應的藥物主要有表皮生長因子受器（EGFR）抑制劑或單株抗體、血管內皮生長因子受器（VEGFR）與多重受器抑制劑、RAF 抑制劑等等。除此以外，PI3K ／ Akt 抑制劑、mTOR 抑制劑、MEK 抑制劑等新的標靶治療藥物，也或多或少有些皮膚副作用。

　　而和肺癌最有關的標靶藥物就是表皮生長因子受器抑制劑，使用之後會在皮膚等和表皮生長有關的細胞上出現副作用。因此，我們只就此說明如下相關副作用和使用的藥物。

（4）標靶治療常見的四大皮膚副作用

　　痤瘡樣皮疹（或丘疹膿疱皮疹）、甲溝炎、皮膚乾燥、皮膚搔癢等，是使用表皮生長因子受器抑制劑這類標靶藥物最常見的 4 大皮膚副作用。

　　同時，表皮生長因子受器抑制劑的發展也愈來愈多元化，目前已有第一代的艾瑞莎（gefetinib，Iressa）、得舒緩（erlotinib，Tarceva）、第二代的妥復克（afatinib，Giotrif），以及最新的第三代的泰格莎（osimertinib，Tagrisso）。下表為常見標靶治療藥物會出現的副作用及其機率，供大家參考。

常見標靶治療藥物會出現的副作用及其機率

症狀	藥品和副作用機率（%）
丘疹膿疱	妥復克 90%、得舒緩 60 ～ 85%、艾瑞莎 43 ～ 54%、泰格莎 34 ～ 58%
甲溝炎	妥復克 58%、得舒緩 14%、艾瑞莎 14%、泰格莎 22 ～ 35%
皮膚乾燥	妥復克 31%、得舒緩 12 ～ 21%、艾瑞莎 13 ～ 26%、泰格莎 23 ～ 36%
皮膚搔癢	妥復克 21%、得舒緩 13 ～ 16%、艾瑞莎 8 ～ 9%、泰格莎 13 ～ 17%

　　一般來說，皮膚的副作用發生時間會在服藥後 1 ～ 2 週左右開始出現。最早是以丘疹、膿疱、皮膚癢反應等形態呈現；等到 1 ～ 2 個月後則是甲溝炎、皮膚乾燥等情形陸續出現。

事實上，只要使用標靶藥物，副作用就會斷斷續續出現，這雖然是無可奈何的事，但我們只要找對方法和醫療團隊，就能夠放下心來遵照醫囑，透過正確的治療與用藥，不僅可以將標靶治療的皮膚副作用降到最低程度，還能維持良好的生活品質，將肺癌細胞當作慢性疾病一般，與它和平共處。

（5）常見皮膚副作用 Q&A

◎ 皮膚副作用愈大，標靶治療效果愈好？

不一定。有發生副作用，表示標靶藥有在人體上發揮作用，只能說是拿到了遊樂園的入場券了，但是不保證一定能玩到遊樂器材。

比如說隨著第二代的表皮生長因子受器抑制劑妥復克的問世，使用的病友 90％以上都會出現皮膚副作用，此時不一定代表著標靶治療的效果愈好，頂多表示「妥復克的藥效有所發揮」而已。

至於療效好到什麼地步，仍必須觀察病友基因是否具有變異性，以及配合臨床影像上判讀，如電腦斷層影片上呈現的腫瘤是否有縮小，才能確認標靶治療的效果如何。

重點是，要信任醫師，好好和醫師合作，按時吃藥和回診，只要標靶藥物有效，有副作用就依照醫囑去做，撐過去最痛苦的前面一年時間，幾乎都可以一直走下去。

◎ 皮膚副作用愈來愈輕微，是有抗藥性嗎？

皮膚副作用愈來愈輕微，跟抗藥性沒有直接關係。這是因為我們的皮膚會去適應身體的變化，當適應了標靶藥物後，皮膚細胞會主動對抗藥物反應，因而讓皮膚副作用日漸趨緩。

簡單來說，就是我們每天都「操練」皮膚，久而久之它就會愈來愈耐操，就如同我們去當兵或慢跑一樣，剛開始一定會很痛苦，但是久而久之就比較習慣了。

◎ 皮膚副作用能預防嗎？

無法完全預防，但可減輕一些副作用。在一開始服用肺癌標靶藥物的同時，能積極在皮膚上塗抹油性乳液、防曬乳液等，都能延後皮膚乾癢等副作用發生的時間，或甚至減輕皮膚的副作用。

另外，有研究顯示，如果在這些副作用發生前，事先口服四環黴素、doxycycline、minocycline 等抗生素，雖然無法保證百分之百不發生皮膚副作用，但至少可儘量減輕副作用的嚴重程度，也是一個不錯的方法。

◎ 皮膚副作用能根治嗎？

能不能根治很難說。這就像每天跑步的人跟久久跑一次步的人，都可能發生肌肉痠痛一樣，有時已經減緩的皮膚狀況，可能又會再長出一些小疹子，因此持續皮膚保養很重要。

◎ 膿疱這麼多會感染嗎？

不會。這些膿疱絕大部分都是無菌的，有時候看起來很多，這只是因為皮膚發炎厲害的關係，倒不是因為感染所造成；反之，如果真的有感染的跡象，醫師也會視情況進行細菌培養，病友不用特別擔心。

◎ 既然有皮膚副作用，那要防曬嗎？

是的。因為研究發現，表皮生長因子受體抑制劑引起的表皮發炎反應，其導致發炎的路徑竟然與紫外線對皮膚的傷害是相同的，因此使用標靶藥物的同時，每天務必做好嚴格的防曬措施。

所以，最徹底地防曬除了擦乳液外，還必須穿不透光、深色的長袖衣褲，同時戴墨鏡、戴帽子或是撐傘才行。

即便在家中或室內，也都務必要防曬。因為房子採光好就有可能有紫外線穿透玻璃，甚至坐在家中看報紙一樣要擦防曬乳！

◎ 先擦藥膏還是先擦防曬乳？

當然是先擦藥膏。這道理就像先洗車還是先打蠟一樣。要先洗車再打蠟對吧！為什麼？因為洗過車了再打蠟，就不只乾乾淨淨，還能因為上蠟後有一層保護膜，隔絕各種髒東西，就能維持車子的乾淨和敞亮囉！

同樣的，擦藥膏就像洗車，將皮膚處理好了，再塗上防曬乳液，就等於給了皮膚一層保護膜，可以將紫外線等各式傷害皮膚的壞東西和皮膚阻隔起來，維持皮膚的良好狀態和細嫩了。

表皮生長因子受器位置&作用

表皮層共有角質層、顆粒層、棘狀層、基底層等 4 層。（如下圖）

表皮生長因子受器大部分都位於基底層細胞上，由於能調控角質細胞的分化、生長，可以促進表皮生長、使得傷口癒合。因此，愈來愈多保養品中都會添加這個成分，做為幫助皮膚再生之用。

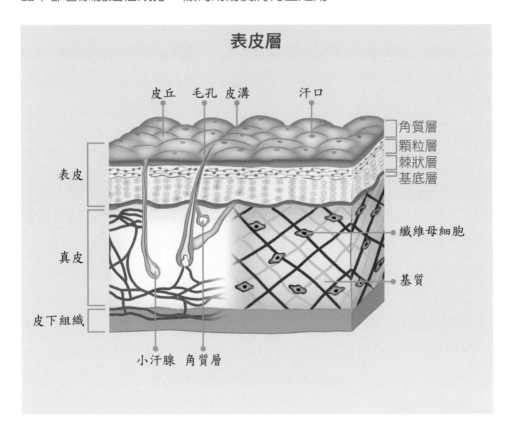

表皮層

皮丘　毛孔　皮溝　　汗口

角質層
顆粒層
棘狀層
基底層

表皮

真皮

皮下組織

纖維母細胞

基質

小汗腺　角質層

肺癌治療期間的飲食照顧

- 陳珮蓉（臺大醫院營養室主任）
- 馮馨醇（臺大醫院營養室營養師）

肺癌從確診開始，就是一個漫長的抗病過程，因此要更重視飲食、營養的調整與補充，儲備好體力，才能增加之後和癌症搏鬥的本錢。

同時，因為肺癌治療方式非常多元，飲食以治療期間的調整為主，只要在手術、化療、放療、標靶治療期間都能遵照施行，符合個人喜好的飲食不僅能讓身體獲得實質上的營養補充，更能在兼顧美味的好食物當中，得到更多的心靈安慰。

（1）利用營養門診，打造個人營養建議

不只肺癌，只要確診的病友和家屬，在醫療門診之外，還建議看「營養門診」，藉由門診診治，營養師可以協助病友審視營養狀況，再根據個人病情做出最好的營養調整與建議。

◎ 營養門診其實很重要

第一時間確診肺癌的病友和家屬，想必是驚慌失措，會傾全力與心思應付接踵而來的治療過程，以及疾病帶來的情緒與壓力，反而導致憂慮過度而「茶飯不思」，這樣一來影響進食，體力自然不佳，對病情不但沒有幫助，反而可能因營養失衡讓治療效果下降，得不償失。

　　因此我們建議病友和家屬可以好好利用營養門診，主動和營養師配合，作為接下來治療期間的營養依據，為抗癌做出最好的準備。

　　在治療期間或非治療期間，只要能夠遵照營養建議，除了防止惡病質（參見第 208 頁說明）出現外，更能全面照顧到個人不同的營養需求。

　　以下「營養篩檢表」可用來簡單了解病友是否有進行營養諮詢的需要：

營養篩檢 （MST）		
1.最近 （6個月）是否有體重減輕？	□ 否（0分）	
	□ 是	□ 1～5公斤　　（1分） □ 6～10公斤　（2分） □ 11～15公斤（3分） □ ＞15公斤　　（4分） □ 不確定　　　（2分）
2.進食量是否因為食慾降低而減少？	□ 否（0分） □ 是（1分）	
總分 >2 分　高營養風險，建議營養門診諮詢		

小結論：上表總分超過 2 分，就表示有營養問題，分數愈高表示營養愈不良。

◎ 有六大狀況，建議營養門診諮詢

　　如果病友有以下情形，建議營養諮詢，營養師可以幫助病友規畫專屬的飲食計畫。

● 體重持續減輕者

　　若體重持續減輕可能是飲食的攝取方向不正確，為配合治療，建議諮詢營養師門診。

- 預定進行腫瘤治療，想進一步了解飲食相關資訊

　　病友在治療期間產生的副作用都不盡相同，不同治療會產生不同副作用。然而，網路上資訊可能不易理解，也未必符合個人需要，此時就可利用營養諮詢門診，營養師會配合病友的飲食習慣及生化檢驗數值，給予不同治療期最適當的飲食建議。

- 腫瘤或治療造成食物型態改變或吞嚥障礙

　　傳統上常常會給予雞湯、魚湯或是流質食物作為治療期間營養來源，但單純只喝湯，沒有吃肉，無法有效獲得蛋白質；加上流質食物熱量很低，易造成病友愈吃愈瘦的狀況。若是吞嚥或牙口問題，造成體重持續下降，也應接受營養諮詢，才能徹底預防吃得下但體重卻下降的問題。若是素食者擔心營養失衡，更有必要來營養諮詢。

- 治療期間產生明顯副作用，影響進食者

　　每位病友營養狀況不同，用藥也可能不同，就會產生不同的副作用。若因副作用明顯影響進食，易加重營養不良情形，則建議可進一步和營養師討論有效的飲食調整方法。

- 有肝腎疾病，需調整飲食者

　　原本就有肝臟、腎臟功能不全的病友，可能在治療前營養狀況就已較差，因此病友本身若有肝腎功能異常者，治療前應和營養師討論，才可以有效降低營養不良的情形。

- 糖尿病控制不佳合併腫瘤治療者

　　原本就有糖尿病且控制不佳的情況，在治療期間會產生許多問題，術後易造成傷口癒合不良或增加感染的機會；再者血糖控制不

佳，也會造成體重減輕、身體肌肉合成受影響等。因此，血糖控制穩定，可以有效降低治療產生的負面影響。

（2）特別注意癌症惡病質的發生

癌症惡病質會讓癌症病友的存活率下降。什麼是惡病質？如何避免與防範，請參考以下說明。

◎ 什麼是癌症惡病質？

肺癌病友的營養不良率在 45～65％之間，治療會加重營養不良的比例，若產生嚴重營養不良，就會進入癌症惡病質。此外，統計上，約有 50％的肺癌病友會出現惡病質的情形。

「**癌症惡病質**」是一種複雜的代謝綜合疾病，特性為肌肉耗損，可能合併有或無脂肪的減少。

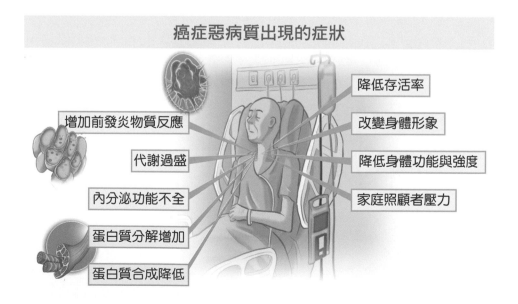

癌症惡病質出現的症狀

- 增加前發炎物質反應
- 代謝過盛
- 內分泌功能不全
- 蛋白質分解增加
- 蛋白質合成降低
- 降低存活率
- 改變身體形象
- 降低身體功能與強度
- 家庭照顧者壓力

新的研究發現，身體許多器官直接參與癌症惡病質的發生：

● 腦部：降低食慾、增加飽脹感，造成厭食。

● 肝臟：會釋放急性反應蛋白，減少白蛋白生合成。

● 腸道：腸道菌相改變，降低免疫調節能力，胃中飢餓素（ghrelin）的改變也會減少食慾。

● 心臟：導致心臟肌肉萎縮、心搏加速，可能增加能量消耗。

● 脂肪：會讓白色脂肪轉變成棕色脂肪，增加能量消耗。

最後導致身體肌肉大量流失、萎縮、活動力下降、倦怠無力、厭食易飽感、消瘦憔悴、身體合成功能下降，嚴重侵蝕身體加重治療困難性。

統計上約有大於 20% 的病友不是死於癌症本身，而是死於癌症惡病質，此為非常嚴重的營養問題。傳統的高熱量高蛋白質飲食不一定可以改變癌症惡病質，但若吃得下，應先提供足夠熱量和蛋白質，讓病友先恢復體力。營養師的重要性就是能夠協助病友預防癌症惡病質發生。因此，確診後可至營養門診進行飲食諮詢。

◎ 怎樣才算癌症惡病質？

癌症惡病質，有以下 3 種診斷標準：

A. **過去六個月體重減輕超過** 5%：例如，原本體重 50 公斤的病友減輕超過 2.5 公斤以上。

B. **本來就體重過輕的病友**：也就是 BMI（身體質量指數）< 20 kg ／ m^2，合併體重減輕超過 2%，如體重 50 公斤的病友減輕超過 1 公斤以上。

C. **有肌少症者**：肌少症可從肌肉力量（慣用手握力）、肌肉質量（身體組成分析）、活動力表現等測量法診斷評估是否「疑似肌少症」、「肌少症」或「嚴重肌少症」，若肌肉力量低、質量也低，就是肌少症，再合併活動力表現也低，就是嚴重肌少症。

肌少症的診斷

肌肉力量	男性 < 28kg
	女性 < 18kg
活動力表現	五次起立坐下：≥ 12 秒
	或 6 公尺步行速度：每秒小於 1 公尺
	或簡易身體功能量表：≦ 9 分
肌肉質量測定	雙能量 X 光吸收儀：男性 <7.0 kg／m²；女性 <5.4 kg／m²
	或生物電阻分析法：男性 <7.0 kg／m²；女性 <5.7 kg／m²

※ 根據 2019 亞洲肌少症小組建議

A 和 B 為簡易的癌症惡病質診斷標準，C 須配合儀器測定肌肉量，目前仍有較多限制。

總之，病友只要出現 A 或 B 的狀況，就應該諮詢營養師建議，避免惡化。

（3）肺癌治療期間的飲食原則

肺癌病友該怎麼吃？可分為「治療期間的飲食」和「預防復發或治癒的飲食」。兩者最大的差別就是，治療注重高蛋白與足夠熱量的飲食方式，預防則是注意均衡營養原則。

本文先介紹治療期間的飲食原則，下一節則介紹預防復發或治癒的飲食原則。

◎ 每天需要多少熱量才夠？

熱量根據歐洲腸道靜脈營養學會 2017 年癌症病友指南建議，每公斤體重 25 ～ 30 大卡。研究發現，約有 47％ 的非小細胞肺癌（Non-Small cell lung cancer，NSCLC）病友處於高代謝狀態。

日本針對第四期肺癌病友的小型研究指出，在全身性發炎存在下，能量需求會增加，但生理活動相對減少，所以整體熱量需求和一般人差異不大。

因此，建議病友可觀察體重變化作為熱量增加或減少之依據，可參見第 213 頁的飲食建議份量表，若體重減輕則應增加熱量。

◎ 每天需要多少蛋白質才夠？

蛋白質根據歐洲腸道靜脈營養學會 2017 年癌症病友指南建議，每公斤體重 1.0 ～ 1.5 公克。**針對非小細胞肺癌的研究發現，蛋白質需求隨治療過程增加，至少每公斤體重 1.4 公克以上，才能有效維持身體肌肉量。**

若身體有全身性發炎存在，也會促進蛋白質分解，每公斤體重 1.5 公克，可能是較佳的蛋白質建議量。蔬菜和水果在治療期間適量攝取即可，若忽略熱量和蛋白質攝取，可能造成體重減輕而得不償失。

我需要補充魚油嗎？

根據一篇小型隨機雙盲試驗，針對晚期接受化學治療的非小細胞肺癌病友，給予魚油膠囊（EPA 2040 毫克和 DHA 1360 毫克）補充，發現 66 天後可降低肺癌病人發炎的狀況，且體重顯著增加。魚油中的 EPA（或 EPA ／ DHA）被認為有抗發炎的作用，因此可能有助抵抗癌症惡病質。

2014 年的文獻提到含有魚油的口服營養補充品（EAP 2000 毫克，DHA 800 毫克），補充 8 周後，可以改善身體組成、維持瘦體組織、減少疲勞和食慾不振等副作用，其他文獻也提到對於晚期接受化學治療的肺癌病友，補充含有魚油的口服營養補充品對生活品質是有幫助的。

雖然有不少魚油相關好處的實證，但若什麼都吃不下，光補充魚油或是只喝含有魚油的口服營養補充品，是看不出效果的。如果進食量和過去相比可以達到六成左右，增加含有魚油的營養補充品，對晚期肺癌病人或體重減輕比例高及肌肉流失者，才能有實際幫助。

然而魚油並非越多越好，若攝取太多魚油易造成腸胃道不適，影響吸收反而失去維持體重的功能，另外魚油也具有抗凝血的作用，不建議每天攝取超過 3000 毫克。

少數文獻提到魚油可能會影響部分化學治療藥物的作用，建議只要在化療當日及前、後一日，避開魚油膠囊或是含有魚油的營養補充品，就可以避免影響化療藥物，又達到魚油的功能。

治療期間　高熱量高蛋白質飲食建議份量表

建議體重（公斤）	≦ 45	50	55	60	65	70	75	80
熱量（大卡）	1350	1500	1650	1800	1950	2100	2250	2550
乳品類（c.c.）	360	360	360	360	360	360	360	360
蔬菜類（碗）	1.5	1.5	1.5	1.5	1.5	2	2	2.5
水果類（碗）	2	2	2	2	3	3	3	3
全穀雜糧類（碗）	1.5	2	2	2.5	2.5	3	3	3.5
豆魚蛋肉類（份／兩）	6	6.5	7	7.5	8.5	9	10	10.5
油脂類（湯匙）	1	1	1	1	1	1	1	1.3
堅果種子類（湯匙）	1	1	2	2	2	2	3	3

說明：※ 單位：碗 250 c.c.；杯 240 c.c.；湯匙 15 c.c.。

　　　※ 每公斤體重 30 大卡，每公斤體重 1.5 公克蛋白質（熱量以中脂肉作計算）。

　　　※ 若容易脹氣，全穀雜糧類建議改成白飯。

　　　※ 紅肉建議平均 70 公克／天，儘可能不吃加工肉品類。

乳品類：360 c.c. 牛奶＝ 6 湯匙奶粉＝起司 3 片＝優格／優酪乳 360 c.c.。

全穀雜糧類：1 碗飯＝ 2 碗稀飯＝ 12 湯匙麥片＝ 2 碗麵條＝ 2 碗米粉＝ 2 把冬粉＝ 4 片薄吐司＝ 4 片蘿蔔糕＝ 1 片燒餅＝ 1 碗番薯／芋頭／紅豆／綠豆 ＝ 1.5 碗南瓜／馬鈴薯／山藥＝ 1 ＋ 1 ／ 3 饅頭＝ 2.5 根玉米（1.3 碗玉米）＝藕粉 12 湯匙。

水果類：棒球大小或 1 碗，每天 2 ～ 3 碗。

蔬菜類：煮熟後 1.5 ～ 2.5 碗／天。

豆魚蛋肉類：1 兩肉／魚（1 份／ 1 兩約 35 公克）＝ 2 湯匙乾黃豆／黑豆／毛豆（不含皮）＝ 2 湯匙絞肉／海鮮／肉鬆＝ 190 c.c. 豆漿＝ 3 片薄豆干＝ 1 張豆包＝ 1 ／ 2 盒豆腐＝ 蛋 1 顆。

油脂類：1 湯匙（優先選擇苦茶油、橄欖油、亞麻籽油或芥花油等植物油）。

堅果種子類：1 湯匙＝ 2 湯匙花生粉＝ 1 ＋ 1 ／ 3 匙芝麻粉＝ 5 粒腰果／杏仁果＝ 15 粒開心果＝ 2 粒核桃。

（4）肺癌治療期間的飲食規畫

以下規畫給病友一天六餐（含早、午、晚餐及餐間點心）的一星期食譜，這套餐點建議病友可以照著吃，也可以自行調整。

比如說，如果病友沒食慾或是吃不完，建議能吃多少算多少，並且以少量多餐為原則；可吃仙楂等開胃食物；或是餐前散散步，打開胃口。還有，漂亮的盛盤或是放音樂，增添用餐氣氛，也是很好增進食慾的方式。

如果錯過了正餐，一定要在餐與餐之間吃點心，才可以避免體重快速減輕。

（5）肺癌病友一星期食譜建議表

● 第一天

| 早餐 | 全脂牛奶（360 c.c.）＋全麥吐司夾荷包蛋 |

| 早點 | 蘋果一顆（棒球大小或 1 平碗） |

| 午餐 | 蚵仔麵線（麵線 1 碗＋蚵仔 2 湯匙）
炒芥藍牛肉（芥藍半碗＋牛肉 2 湯匙） |

| 午點 | 香蕉芝麻豆漿（香蕉半根＋豆漿 300 c.c.＋芝麻粉 2 湯匙） |

| 晚餐 | 十穀飯（男性飯 1 碗，女性飯 8 分滿）
芹菜炒高麗菜（8 分碗）
滷雞腿〔1 支（男性，清雞腿約 105 公克；女性，小雞腿約 70 公克）〕
羅宋湯〔1 碗（可加肉更好）〕 |

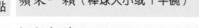

| 晚點 | 水餃 3 顆 |

- 第二天

  早餐　地瓜稀飯（1碗）＋煎豆腐（盒裝豆腐1／2盒或雞蛋豆腐1／3盒或四格板豆腐）＋地瓜葉半碗（建議拌油1／3湯匙）

  早點　火龍果（1平碗）

  午餐　蝦仁燴飯（飯1碗＋蝦仁2湯匙）
  　　　乾扁四季豆（半碗）

  午點　酪梨牛奶（酪梨1／3顆＋牛奶360c.c.＋堅果1湯匙）

  晚餐　芋頭飯（男性1碗飯，女性飯8分滿）
  　　　炒菠菜（半碗）
  　　　香煎鮭魚（1隻手掌大小厚）
  　　　山藥排骨湯（建議至少吃排骨2塊，約35公克）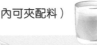

  晚點　蒸蛋一顆（也可改成荷包蛋或炒蛋）

- 第三天

  早餐　豆漿（400c.c.）＋蛋餅（內可夾配料）

  早點　木瓜（1平碗）

  午餐　番茄牛肉麵〔2碗麵＋牛肉4塊（約70公克）〕
  　　　莧菜（碗8分滿）

  午點　玉米濃湯一碗（可加牛奶和豆腐增加蛋白質）

  晚餐　糙米飯（男性1碗飯，女性飯8分滿）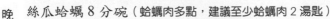
  　　　絲瓜蛤蠣8分碗（蛤蠣肉多點，建議至少蛤蠣肉2湯匙）
  　　　豬肉丸2顆
  　　　香菇雞湯（至少吃2塊雞肉）

  晚點　堅果牛奶（奶粉4湯匙＋堅果粉2湯匙）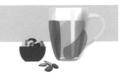

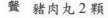

- ## 第四天

| 早餐 | 杏仁豆漿（豆漿 400c.c. ＋杏仁粉 2 湯匙）＋蘿蔔糕（2 片） |

| 早點 | 橘子（1 顆） |

| 午餐 | 鯛魚豆腐蓋飯〔飯 1 碗+鯛魚 2 塊（約 70 公克）〕＋豆腐＋蛋（1 顆）
紅蘿蔔炒蘆筍（8 分滿碗） |

| 午點 | 豆花 1 碗（也可用杏仁豆腐） |

| 晚餐 | 茶香胚芽飯〔男性飯 1 碗，女性飯 8 分滿（茶葉經熱水泡後，取代水加入米中一起蒸）〕
鮭魚苦瓜〔8 分碗（鮭魚至少 1 塊 30 公克）〕
蔥爆牛肉（牛肉 3 湯匙）
味噌湯（可加豆腐或油豆腐，增加蛋白質） |

| 晚點 | 燕麥牛奶（奶粉 4 湯匙+燕麥片 1 湯匙） |

- ## 第五天

| 早餐 | 魩仔魚粥 1 碗（粥 1 碗+魩仔魚 2 湯匙）＋蔥蛋 1 顆（取油 1／3 匙炒） |

| 早點 | 奇異果（1.5 顆） |

| 午餐 | 蔥燒雞肉麵〔麵 2 碗+雞肉 2 塊（約 70 公克）〕
青江菜〔8 分滿碗（可直接加入麵中）〕 |

| 午點 | 蘋果牛奶（牛奶 360c.c. ＋蘋果 1 顆+堅果 1 匙） |

| 晚餐 | 鮮菇飯〔男性飯 1 碗，女性飯 8 分滿（將猴頭菇／杏鮑菇加入米中一起蒸）〕
炒空心菜（8 分滿碗）
芋頭燒排骨（約 70 公克）
苦瓜雞湯（約 35 公克） |

| 晚點 | 芝麻豆漿（豆漿 200c.c. ＋芝麻 1 湯匙） |

- 第六天

早餐 全脂牛奶（360 c.c.）＋雞肉三明治（吐司 2 片＋雞肉 35 公克）

早點 香蕉（半根）或芭蕉〔小（1 根）〕

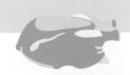

午餐 海鮮什錦麵〔麵 2 碗＋海鮮 4 湯匙（湯麵、炒麵皆可）〕
胡麻花椰菜（8 分滿碗＋胡麻醬）

午點 南瓜濃湯（可加入牛奶增加蛋白質）

晚餐 藜麥飯（男性飯 1 碗，女性飯 8 分滿）
番茄炒蛋（半碗）
彩椒咖哩肉絲（至少肉絲 2 湯匙）
蛤蠣湯（至少蛤蠣 2 湯匙）

晚點 薏仁豆漿（豆漿 200 c.c. ＋薏仁粉 1 湯匙）

- 第七天

早餐 瘦肉粥（粥 1 碗＋瘦肉 2 湯匙）＋滷豆包（1 片）＋紅鳳菜（半碗，取油 1／3 匙炒）

早點 柳丁 1 顆（棒球大小）

午餐 洋蔥牛肉蓋飯（飯 1 碗＋肉片半碗）
焗烤大白菜（大白菜半碗＋起司適量）

午點 杏仁豆漿（豆漿 200 c.c. ＋杏仁粉 2 湯匙）

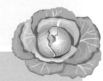

晚餐 紫米飯（男性飯 1 碗，女性飯 8 分滿）
炒大陸妹（半碗）
嫩煎雞胸肉〔2 兩（70 公克）〕
紫菜蛋花湯（蛋 1 顆，要吃掉）

晚點 堅果牛奶（奶粉 4 湯匙＋堅果粉 2 湯匙）

肺癌病友一星期食譜建議表

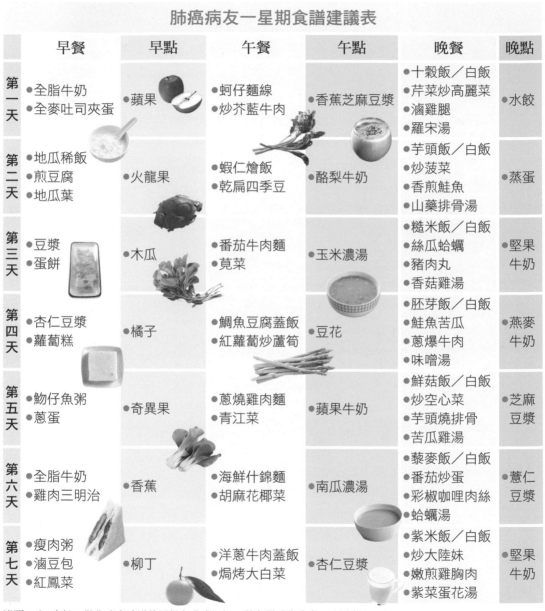

	早餐	早點	午餐	午點	晚餐	晚點
第一天	●全脂牛奶 ●全麥吐司夾蛋	●蘋果	●蚵仔麵線 ●炒芥藍牛肉	●香蕉芝麻豆漿	●十穀飯／白飯 ●芹菜炒高麗菜 ●滷雞腿 ●羅宋湯	●水餃
第二天	●地瓜稀飯 ●煎豆腐 ●地瓜葉	●火龍果	●蝦仁燴飯 ●乾扁四季豆	●酪梨牛奶	●芋頭飯／白飯 ●炒菠菜 ●香煎鮭魚 ●山藥排骨湯	●蒸蛋
第三天	●豆漿 ●蛋餅	●木瓜	●番茄牛肉麵 ●莧菜	●玉米濃湯	●糙米飯／白飯 ●絲瓜蛤蠣 ●豬肉丸 ●香菇雞湯	●堅果 牛奶
第四天	●杏仁豆漿 ●蘿蔔糕	●橘子	●鯛魚豆腐蓋飯 ●紅蘿蔔炒蘆筍	●豆花	●胚芽飯／白飯 ●鮭魚苦瓜 ●蔥爆牛肉 ●味噌湯	●燕麥 牛奶
第五天	●魩仔魚粥 ●蔥蛋	●奇異果	●蔥燒雞肉麵 ●青江菜	●蘋果牛奶	●鮮菇飯／白飯 ●炒空心菜 ●芋頭燒排骨 ●苦瓜雞湯	●芝麻 豆漿
第六天	●全脂牛奶 ●雞肉三明治	●香蕉	●海鮮什錦麵 ●胡麻花椰菜	●南瓜濃湯	●藜麥飯／白飯 ●番茄炒蛋 ●彩椒咖哩肉絲 ●蛤蠣湯	●薏仁 豆漿
第七天	●瘦肉粥 ●滷豆包 ●紅鳳菜	●柳丁	●洋蔥牛肉蓋飯 ●焗烤大白菜	●杏仁豆漿	●紫米飯／白飯 ●炒大陸妹 ●嫩煎雞胸肉 ●紫菜蛋花湯	●堅果 牛奶

說明：1. 牛奶：做化療者建議使用保久乳或奶粉，若有嚴重腹瀉者，應避免乳品類。

2. 易脹氣者，建議吃白飯即可。〔男性，一碗飯；女性，8分滿飯（飯若須與其他全穀雜糧類替換，可參見飲食建議份量表）〕。

3. 若胃口較小可不喝湯，清湯熱量低。

預防復發及保健期間的飲食營養照顧

- 陳珮蓉（臺大醫院營養室主任）
- 馮馨醇（臺大醫院營養室營養師）

（1）預防保健期間的九大生活飲食須知

及早戒菸、高纖、少加工精緻食物和避免高飽和脂肪的食物，且減重加運動，是預防復發重要的飲食原則。

◎ 戒菸

吸菸者的平均壽命較不吸菸者減少 10 年且會增加 20 ～ 50 倍罹患肺癌的風險，30 歲時戒菸幾乎可避免肺癌的風險，40 歲後才戒菸者，老年罹患肺癌風險依舊偏高，所以愈早戒菸，愈可降低影響。

另外，二手菸也會增加肺癌風險。未抽菸和抽菸者一起生活，肺癌的相對風險在 1.14 ～ 5.2 倍之間，兒童時期吸的二手菸則會導致成年後肺癌風險增加 3.6 倍。

◎ 維持適當合理的體重

肥胖會增加肺癌的風險，合理的身體質量指數（Body Mass Index，BMI）＝體重（公斤）／身高^2（公尺^2），亞洲人理想 BMI 數值為 18.5 ～ 24 kg／m^2。高 BMI 與肺癌發生風險相關，且腰圍是更具指標的數字，因此建議男性腰圍宜小於 90 公分，女性腰圍應小於 80 公分。

肥胖的相關定義請參見下表：

成人肥胖定義	身體質量指數 kg／m²	腰圍
體重過輕	BMI < 18.5	
正常體重	18.5 ≤ BMI < 24	
體重異常	過重：24 ≤ BMI < 27 輕度肥胖：30 ≤ BMI < 35 中度肥胖：BMI ≧ 35	男性：≧ 90 公分 女性：≧ 80 公分

◎ 每天都要活動，勿久坐

身體活動已被證實可以降低罹患肺癌的風險，因此建議每天都要活動，勿久坐，每周至少進行 150 分鐘的中度身體活動，或 75 分鐘的劇烈運動。下表則依照個人體能狀態提出運動建議。

體能狀態	中度身體活動／周	費力身體活動／周
一般體能	150 分鐘	75 分鐘
體能較好	300 分鐘	150 分鐘

◎ 高纖多蔬果多全穀類

蔬菜和水果中有許多的抗氧化物質、纖維質、礦物質和植化素，有助減少 DNA 的氧化損傷。許多研究指出，蔬菜水果攝取可降低肺癌發生的風險，特別是十字花科蔬菜中的異硫氰酸酯（isothiocyanates，ITCs）。飲食加入全麥和豆類、蔬菜和水果 ≧ 400

公克／天（多蔬菜，每日至少 300 公克；適量水果，每日 2 ～ 3 平碗的水果），才可能吃到 30 公克的纖維質。

若能夠執行臺灣癌症基金會所倡導的蔬果 5、7、9，從本來建議的 3 份蔬菜加 2 份水果，增加為 4 份蔬菜加 3 份水果，甚至於 5 份蔬菜加 4 份水果，更能降低癌症發生風險。

◎ 減少簡單糖類攝取

高糖的攝取型態可能會增加肺癌的風險，雖無直接證據證實高糖飲食會引起肺癌，但在其他癌症研究提出糖，特別是果糖，容易導致飲食代謝的紊亂、脂肪增加，造成體內發炎物質的釋放。

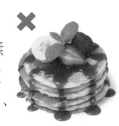

因此，**簡單糖或精緻糖的攝取量每天不超過總熱量 10%**，以男性每日攝取熱量 2000 大卡來說，建議攝取小於 50 公克／天（**少於 25 公克／天更好**）；女性每日 1800 大卡來說，則建議攝取小於 45 公克／天（**少於 22.5 公克／天更好**）。宜限制攝取所有額外添加糖的食物，如甜食和含糖飲料。

◎ 適量、好的脂肪攝取

總脂肪和飽和脂肪的攝入量與罹患肺癌的風險正相關，單元不飽和脂肪則無相關性，但多元不飽和脂肪取代飽和脂肪可在吸菸者中降低 16% 的肺癌風險。

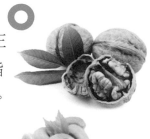

堅果攝取和肺癌發生風險呈負相關。當中富含 n-3 脂肪酸、植化素、鎂、硒被認為可減少氧化傷

害。即使在每日少於一包菸的癮君子中，堅果亦具有保護作用；但是，在每天大於一包菸的吸菸者當中，堅果的保護作用則消失。

◎ 少紅肉、少加工肉品

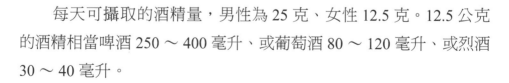

紅肉攝取量，建議每天平均 2 份。一份 35 公克，約是男性的兩指大小份量及厚度，女性的三指大小厚。儘可能減少加工的肉品。所謂加工，是指利用鹽漬、發酵、煙燻等任何改善味道及增加肉儲存時間，或加入添加劑的方式，如火腿、培根、香腸、肉乾等。

因為，飽和脂肪和血鐵基質在高溫烹調或加工（添加劑）保存的過程，會產生致突變物（potent mutagens），導致紅肉攝取愈多，肺癌發生風險愈高。研究顯示，**大量攝取紅肉會增加 35% 罹患肺癌的風險。**

◎ 適量飲酒或不喝

紅酒富含多酚類，被認為具有保護神經、減少氧化損傷、減緩慢性發炎等功能。建議攝取量為每日 100 毫升；但如果超過建議量就無幫助，且其他酒類也不像紅酒具有保健功效。

每天可攝取的酒精量，男性為 25 克、女性 12.5 克。12.5 公克的酒精相當啤酒 250 ～ 400 毫升、或葡萄酒 80 ～ 120 毫升、或烈酒 30 ～ 40 毫升。

另外，抽菸加喝酒是增加肺癌的風險因子。雖然在不抽菸的人身上飲酒是否會增加肺癌的風險尚無定論，但是，**世界癌症基金會暨美國癌症研究所已經建議「要預防癌症者，請儘可能不要飲酒。」**

◎ 不依賴營養補充劑

相關文獻對高劑量營養補充劑的建議不一致，除非有特殊需求，否則不建議以單一高劑量的營養補充品來預防癌症。

1994 年的隨機雙盲試驗發現，吸菸者補充 β - 胡蘿蔔素（20 毫克／天）和 α - 生育醇（50 毫克／天）補充劑 5～8 年，顯著增加肺癌風險；其他臨床試驗也證實，每天大於 20 支的吸菸者，補充 β - 胡蘿蔔素（30 毫克／天）和軟脂酸視網酯（Retinyl Palmitate，維生素 A 補充劑：25,000 國際單位（IU）／天），肺癌發病率及死亡率增加。

但是，**攝取天然蔬菜水果的相關研究，多數結果都是降低肺癌的發生**。推斷可能是香菸中的成分誘導 β - 胡蘿蔔素氧化，促進氧化作用，反而不利身體健康，也反應營養來源從補充劑和天然食物的不同。

2007 年，Bjelakovic 分析 68 項營養補充劑隨機試驗發現，β - 胡蘿蔔素、維生素 A 和 E 的補充些微增加死亡率。

在不抽菸者，目前補充劑對預防癌症沒有證據顯示好處；而抽菸者則**不建議**高劑量且長期補充含 β - 胡蘿蔔素、軟脂酸視網酯（Retinyl Palmitate）、維生素 E、維生素 B6 和 B12 的補充劑。

（2）對超級食物的幾項迷思

坊間和網路上有很多對於薑黃、茶（**尤其是綠茶**）等癌症相關的迷思，本小節特別提出來跟大家討論。

◎ 薑黃：沒有證據顯示可以抗肺癌

薑黃中的薑黃素（diferuloylmethane，curcumin）是薑黃顏色的來源也是薑黃中最重要的成分，約佔 2 ～ 5%。其他成分為去甲氧基薑黃素（demethoxycurcumin）和去二甲氧基薑黃素（bisdemethoxycurcumin）及少量揮發性油，如：薑黃酮（tumerone）、大西洋酮（atlantone）和薑油酮（zingiberone），另外含少量糖、微量蛋白質和樹脂。

在細胞及小鼠實驗顯示出薑黃素可抑制癌細胞增殖，調節細胞信號傳遞。因此，薑黃素被認為對預防或治療癌症可能有助益。

根據目前有限的臨床研究（無大型、長期研究）來看，**很難確定薑黃素在預防和治療癌症中的作用，因此沒有關於薑黃在抗肺癌作用方面的認可及建議。**

◎ 綠茶對肺癌可能有預防作用，但所有茶類攝取都不宜過量

● 茶類預防肺癌的研究

喝茶能否降低肺癌的風險，目前結論不一致。

根據橫斷性分析的研究提到，喝茶對整體癌症發生率皆會降低，但對個別癌症分析卻無相關性。其他病例對照研究回顧發現，所有來源的茶對肺癌都具有保護性。

然而，2019 年中國大型研究發現喝茶和癌症發生沒有相關，每

天大於 4 克的茶葉沖泡還可能增加胃癌風險，推測可能是茶的溫度和咖啡因對胃部的刺激，但研究未進一步分析飲食習慣的交互影響。

● 綠茶預防肺癌的研究

臺灣收集 510 名肺癌病友的流行病學研究顯示，從不喝綠茶者比每天喝一杯綠茶的人罹患肺癌的風險高。這種影響在吸菸者中更為明顯，顯示綠茶對吸菸引起的肺癌有保護作用。

也有文獻提出，不吸菸者每天 1 杯以上的綠茶，可降低肺癌的風險；若是每日沖泡 7.5 克的綠茶茶葉更可增加肺癌的保護性；至於吸菸者，每日沖泡 2.5 克的綠茶茶葉也可降低肺癌的發生率。

綠茶似乎比其他茶類更能預防肺癌發生，因綠茶中含有多酚類，沒食子兒茶素沒食子酸酯（epigallocatechin gallate，EGCG），目前研究顯示，綠茶的好處有三：一是延遲癌症發生，二是延遲腫瘤復發，三是對免疫治療可能有好處。日本的研究提出要達到上述好處，每天建議 120 c.c. ／杯，一天 10 杯。

但是日本其他研究也有提出綠茶和癌症發生沒有相關的結論。因此，若想利用喝茶預防肺癌，綠茶可能是較好的選擇，但仍應注意飲用時的溫度勿過高，也應注意茶中過量咖啡因對胃部的刺激。

乳品類：與發生肺癌並無關聯性

研究指出，乳製品的攝取與肺癌的發生無關聯性，因此每日可以安心補充 1.5 份乳品類。

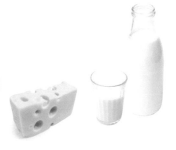

正確提升免疫力以對抗癌細胞

■ 何肇基（臺大醫院內科部副主任）

　　什麼是免疫力？單純提升免疫力就能達到防癌、抗癌的目的嗎？其實這中間有迷思和誤解的存在，本文從解析免疫力和對抗癌細胞免疫功能的差別，告訴大家，**唯一能治癌抗癌的辦法就是「提升免疫系統辨識癌細胞及撲殺癌細胞的能力」**。

（1）單純免疫力無法防癌、抗癌

　　免疫力簡單說就是身體抵抗疾病的能力。我們一般都認為，要抵抗癌症，增強免疫力是其中很重要的一環。

　　事實上，這觀念不能說不對，但卻存在著與事實矛盾的地方。

　　我們可以從免疫力來說明這件事情。大部分的人都認為，只要免疫力夠強，就可以避免罹患包括癌症在內的許多疾病。

　　但是，真實的情況是，我們的身體每日都有可能產生不正常的細胞，在體內的免疫系統的監控和攻擊之下，這些細胞會被清除，因此一般健康的人是不容易產生癌症的。

　　那癌症怎麼來的？**癌症的出現，顯然就表示我們身體的免疫系統出問題了，對於不正常的細胞包括癌細胞的監視和撲殺的行動失敗了，才會導致癌症的出現。**

　　更進一步來說，是癌細胞變聰明了，聰明到免疫系統無法辨識它、打敗它了，癌症因此出現。

而在這種情形之下，請大家想想，如果單純增加免疫力有辦法打敗癌細胞嗎！？

平心而論，如果在癌症初起時，及時增強免疫力，或許還有「亡羊補牢」利用癌症還在剛剛萌芽的時候，將其消滅的可能性，真等到已經星火燎原了，免疫系統完全無法辨識癌細胞，把癌細胞當成正常細胞，增加免疫力當然就無助於癌症的治療。

不過，話說回來，**增強免疫力還是必須得做的工作，因為身體的基本抵抗力還是要維持，我們常說的食療、運動、生活作息的維持等等的手段也是必要的，尤其癌症有許多化放療，甚至手術，都需要基本的體力和抗病力，否則無法進行，甚至無法維持生活品質，身體就垮了。**

如果身體過於虛弱，免疫系統無法運作，即使辨識出癌細胞，但免疫系統癱瘓，也是不行。

（2）能辨認癌細胞的免疫系統才能抵抗癌細胞

那怎麼辦？

根據目前的情況來看，**唯一的辦法就是「增強免疫系統辨認癌細胞的能力」並且維持正常的免疫功能。**

又要怎麼做，才能增強免疫系統辨認癌細胞的能力呢？

癌症產生的原因一部分就是因為免疫系統辨識、對抗癌細胞的功能降低的結果，癌症才會出現的，所以只要增強免疫系統對抗癌

細胞的能力，尤其是「辨識癌細胞」能力的話，抗癌的能力大增，也就有機會消滅癌細胞了。

因為，癌細胞之所以能發展、壯大，最主要的就是有一套蒙蔽、迷惑免疫系統的辦法，才能聰明而狡猾地躲過殺手細胞等免疫系統的追殺。

所以，只要把癌細胞這些障眼法拿掉，使其在免疫系統前重新被暴露出來，重新把他們當作敵人，自然就能加以撲殺，達到抗癌、滅癌的目的了。

而根據醫界的實證和研究顯示，**目前唯一能夠增加免疫系統辨識癌細胞能力的方法就是，利用現行「免疫療法」才能造成抗癌的效果**。這部分請大家參考前文的「免疫療法」單元（參見第 171 頁），這裡不再贅述。

總之，我們的結論就是，除了免疫療法，其他號稱能夠抗癌的各種增強免疫力的方式都不足採信。當然，我們不否認絕對有極少數的例外，但都未經過嚴謹的臨床試驗，效果未經證實，甚至可能會有不良的副作用。

因此，還是希望病友能信賴正規的方式達到增加免疫系統辨認癌細胞能力的目的，而不只是單純增加免疫力，才是治療之道。

調整作息、省力運動以克服癌疲憊

所謂的「**癌因性疲憊**」（Cancer-Related Fatigue，簡稱癌疲憊）是指，癌症病友因為癌症本身或是癌症相關治療，對身體產生持續性、主觀性的疲累感覺。

統計顯示，有七成以上的病友在治療之後都會有這種感覺，而這種情形的干擾，除了嚴重影響生活品質之外，很多時候還超過了暈眩、嘔吐所帶來的不適，甚至會影響到病友接受治療的意願。

癌疲憊的成因有很多，大部分與化療、放療、手術這些治療，甚或是癌症本身有關。臨床上還常聽見病友表示，疲憊感會一直持續到療程結束後好幾年。癌疲憊與一般的勞累最明顯的區別是，這種疲憊感很難藉由休息完全改善，反而明明已經休息了很久，但還是非常疲勞；而且，這種疲勞感通常發生在下午、傍晚，會讓人非常不舒服。

對於癌疲憊的治療，目前分為藥物、營養補充和運動三種，藥物由醫師做專業處理，營養補充則可以請教營養師，至於運動可以如下做一些建議；另外，重新調整日常生活和進行省力運動或活動，可以協助病友更輕鬆地從事原本日常生活中的各種動作。

（1）調整生活作息，降低疲憊感

病友很多時候不是不想動，不是不想出去，而是因為體力的流失或是以往做事的方法較為費力，使得現在無法應付癌症與治療帶來的改變。這時候，就能夠可以重新調整日常作息方式，減輕病友的負擔。

首先，不論病友或照顧的家人都必須仔細觀察，病友日常作息的各時間點所做的哪些事情會讓他感到力不從心。因為每位病友體能狀態不同，生病前後的習慣、體能和生活方式都不同，還有藥物的影響也不一樣，因此，通常要多花一些時間，多點耐心才能歸納分析出相關的細節。

接下來，就可以量身做出日程表。不過，我們建議可以規畫一週的生活日程表是最理想的。

但重點是，不是真有一張表會貼出來，要病友不需要太過緊張，只是把握每天體力好的時候將較為需要體力的事情先做好，其他時候就可較為放鬆地進行相關事情即可。

比如說，病友早上體力好，又喜歡散步，那就安排這時候去做；同時，散步結束後同時進行盥洗，否則等到下午或晚上體力較差時再做的話，就會事倍功半了。

（2）用運動克服癌疲憊

運動部分則可以分為關節動作和省力動作兩部分，適合給多數的病友在日常生活中執行。當然，在開始運動前，還是要先諮詢自己的醫師，經過醫師同意後，再根據自己的情況進行運動。

另外，特別要說明，如果有裝人工血管、血小板數低下、易暈、化療剛結束幾天內等情況，都請暫時不要進行這些運動，以免發生危險，直到醫師允許為止。

◎ 關節動作

建議病友可進行下列圖 1 ～ 4 的關節運動。每一個動作可做五次，每次 30 秒到一分鐘，每次中間可以休息 1 ～ 2 分鐘。每日可以累積運動 10 ～ 15 分鐘，就可以保持關節的活動與肌耐力，同時驅除癌疲憊。

不過，還是要根據個人的習慣與能力，不要勉強進行，或是日漸加強也都沒關係。

圖一 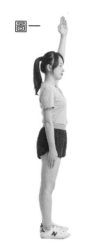 **圖二** 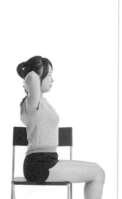 **圖三** 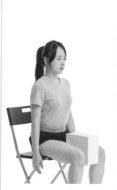 **圖四**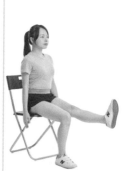

手貼牆舉高，促進肩關節活動。　手放頸後，挺胸，促進肩頸伸展。　腿夾物，促進腿部內收肌耐力。　腿往前直踢，維持此姿勢，促進大腿肌耐力。

接下來，如果已經能夠勝任這個關節活動後，就可以循序漸進開始慢走、快走、打桌球、跳土風舞、打太極拳……等等這些常見的運動。

如果可以恢復到這個程度，癌疲憊應該就不再是問題了。

◎ 省力動作

　　如果是不愛運動的病友也沒關係，可以用做家事替代運動，比如說簡單的家務、清掃都行。研究顯示，**從事這些輕度到中度的日常活動，也能夠改善癌疲憊。**同時，**操持這些家務除了可以維持良好作息外，也還能夠提升生活與休息的品質。**更重要的是，透過運動可以調整心情，轉移注意力，對於身心靈放鬆很有幫助。

　　但是，做家務時要注意幾個姿勢，否則容易受傷。以下示範兩個最常見的動作，注意正確的操作，才能避免傷害。

① ✕

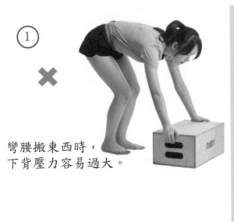

彎腰搬東西時，
下背壓力容易過大。

② ✓

必須先蹲下，再將東西搬起來，
減少負擔，腰背才不會受傷。

③ ✕

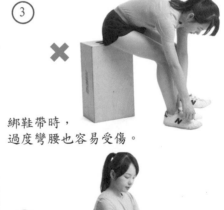

綁鞋帶時，
過度彎腰也容易受傷。

④ ✓

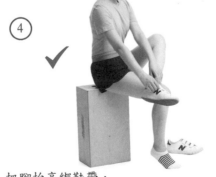

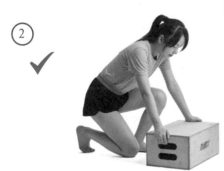

把腳抬高綁鞋帶，
才能避免脖子低頭和下背過彎受傷。

註：特別感謝！本文經《癌症復健跟著做，提升生活好品質》作者王柏堯（臺北榮民總醫院復健醫學部職能治療師）同意摘自該書第212頁。

肺癌治療前後的運動建議

■ 蕭淑芳（臺大醫院復健部物理治療師）

　　隨著醫療科技的進步，肺癌的診斷愈來愈早，肺癌治療的方法多樣化且預後也愈來愈好。但是，該如何正確且有效地運動，卻是很多病友共有的疑問，本文就從臨床實證的角度切入，將針對肺癌術前術後、不開刀的肺癌治療後等不同階段提供臨床經驗及運動建議，在實際執行時，如有疑問可再與自己的醫師或物理治療師討論。

（1）運動的禁忌症

　　有下列狀況時，建議先暫停運動。這些狀況都會和治療產生互動關係，請務必遵守，以免病情產生無法預期的變化。

- 接受靜脈注射化學治療的當天。

- 血小板小於5萬。血小板5萬到15萬之間，不進行碰撞性運動。

- 骨頭、背或頸部疼痛時。胸痛、心臟不舒服時。

- 急性感染、發燒，體溫高於37.8度，須等沒發燒48小時後再開始運動。

- 嘔吐、腹瀉。

- 休息時心跳大於每分鐘100下或小於每分鐘50下。

- 休息時收縮壓高於145毫米汞柱或低於85毫米汞柱，舒張壓高於110毫米汞柱。

- 變嚴重的呼吸困難、咳嗽、伴隨深呼吸的胸痛。

- 步態不穩、視力模糊。

（2）手術前的運動鍛鍊

跟一般的肺部手術一樣，手術前都建議可以每天走5000步（可利用方便的計步器）、練習腹式呼吸、正確咳嗽技巧（採舒適放鬆的體位，雙腳著地，身體微微往前傾，緩慢深呼吸，將腹部鼓起，屏氣3～5秒，接著張口迅速打開聲門，用力收腹將氣體排出，自然會引起咳嗽，重複動作可連續做2～3次；必要時可由家屬藉由手腕適度的力量有節奏拍打協助），如此一來，能夠幫助病友的身體適應開刀後的狀況，甚至有較好的恢復能力。

相關研究指出，肺癌術前密集的運動訓練可以增加運動耐力。一般來說，普通人每分鐘可以走50公尺（也就是過馬路時正常行走的速度），所以6分鐘行走距離就大約是300公尺。以時速3公里，這樣的速度當成運動訓練的目標，讓病友先進行心肺耐力訓練，等到術後也依此速度恢復運動，可以在最短時間回復到最好的活動狀況。如果術前的這些訓練真的達不到怎麼辦？就表示病友的體能狀況不佳，醫師會依據病友病情做出綜合判斷與處理。

特別要提醒的是，不管是每天走5000步、練習腹式呼吸、練習正確咳嗽技巧等等的鍛鍊，只要是80歲以下（超過80歲的病友速度可以慢一些，但希望可達到6分鐘內走完250公尺左右的能力），不分性別和病況，預計接受肺癌手術的每一位病友，都建議在術前便進行這些基本的運動。

◀ 手術前建議可以每天走5000步，可幫助身體適應開刀後的恢復力。

（3）手術後住院的運動鍛鍊

開刀後，住院階段的四大運動目標是儘早下床、維持肩膀與胸廓的活動度、排除痰液、恢復呼吸量。

能夠下床表示恢復了基本的活動能力，對傷口復原和身體狀態自然是好的；同時，還要能夠進行擴胸運動，如此才能將肩膀和胸部打開來，挺起胸來、保持正確的坐姿，讓呼吸更深沉和順暢。當然，多做深呼吸也是非常重要。而且，通常在住院期間還可以利用如下圖的「呼吸儀」進行深呼吸練習。

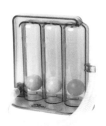

▲ 呼吸儀訓練輔助呼吸更深沉及順暢。

深呼吸練習鍛鍊

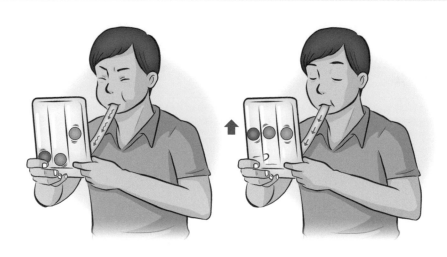

▲ 利用「呼吸儀」可讓開刀後的病友進行肺活量和深呼吸鍛鍊。方法是吸氣時，球就會浮在半空中，先從能讓 1 顆球停留空中 3 秒為目標開始練習，如果能達到 3 顆球同時浮在頂端那就非常理想了。

而手術後的活動則可以參考下列的日程表。

手術後回到普通病房第一天

下床活動需要陪伴，一天活動 3 ～ 4 回，並請做以下 3 種動作。

1. 可坐在床邊的椅子。

2. 短距離行走約 20 公尺，需保持血氧濃度大於 90%，如果低於 90%則必　要時需要使用氧氣。（出院後可以自行使用血氧計測量），注意胸管位置。

3. 儘量深呼吸、咳出痰液。

手術後回到普通病房第二天

增加行走距離與直立姿勢的時間，一天活動 3 ～ 4 回，並請做以下 2 種動作。

1. 繼續短距離行走，每次可大於 50 公尺，一樣需保持血氧濃度大於 90%。

2. 開始活動肩膀與胸廓，注意胸管位置。

手術後回到普通病房第三天之後，準備出院

增加行走距離與抬頭挺胸的直立姿勢的時間（每次約 5 ～ 15 分鐘），持續進行肩膀與胸廓之關節運動。

簡單講，出院後還是要持續做伸展運動，上半身常常做抬頭挺胸和雙手往上伸展和張開的動作，向右、向左，甚至向後、向前，在可動範圍內做到自己的極限。這樣一來才能讓各關節活動恢復正常，避免沾黏，否則愈不動就愈不能動了。

在身上有胸管或是還有傷口時，不要因為有管子或怕痛就不動，日常生活儘量自己執行，包括自己刷牙、洗臉、梳頭、穿衣服等。總之，就是要克服恐懼的心理就是了。

另外，在旁邊照顧的家屬也很重要。除了要在一旁注意以外，還要多給病友鼓勵和支持，協助病友持續下去，給予心靈上的安慰，才能讓病友安心動下去，最終也才能恢復到術前的健康程度。

（4）手術出院後的運動鍛鍊

肺癌手術後的運動功能依照每個人的病情不同，通常需要 3～6 個月的時間才能完全恢復到術前的運動量。運動項目應包含有氧運動（游泳、爬山、走跑步機等）、阻力運動（包含重量訓練、伸展運動與平衡運動）。

這裡特別說明一下，如果是有骨頭轉移的病友，在治療（一般也無法手術了）後即使恢復良好也不適宜做重量訓練了，否則骨頭負擔過大對病情相當不利，這點要特別提醒。

剛出院時只能做低強度的有氧運動，之後慢慢加強強度，等到肺癌手術後 2 個月後才可以開始上半身的阻力運動。

有氧運動處方包括運動強度、運動時間、運動模式等三個部分，以下分別說明。

◎ 運動強度

所謂運動強度就是運動激烈的程度，每個人能承受的運動強度不一樣，必須找出符合自己的運動強度後，好好培養運動的習慣。

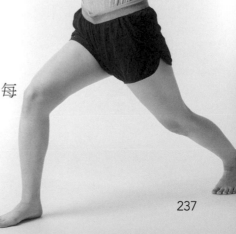

◎ 運動強度的算法有以下兩種：

● 算法一

步驟1：算出最大心跳＝（220－年齡）×85%，（這適用於大多數平常沒有規律的病友。有運動習慣的人，可以不用 ×85%）。

步驟2：再算出心跳儲存量＝（最大心跳－休息心跳）×%＋休息心跳＝運動中的心跳目標。

休息心跳在休息時測量後填上，可以多測幾次取平均值。

以下我們舉例 60 歲和 50 歲相關心跳數來說明。

年齡	休息心跳 （每分鐘）	最大心跳 （每分鐘）	40%心跳儲存量 （每分鐘）	60%心跳儲存量 （每分鐘）
60	60	136	90	106
50	70	145	100	115

簡單講，**最大心跳**意思是運動時可達到的最高心跳。在最大心跳時，心臟已經無法持續有效的提供全身循環的血液量。因此，可以使用心跳儲存量來設定運動強度。

一般而言，心跳達到 40 ～ 60％的心跳儲存量是輕到中度的運動。50 歲的人，休息心跳 70 下／分鐘，做低度到中度運動時心跳要在 100 ～ 115 下／分鐘之間最適當；60 歲的人，休息心跳 60 下／分鐘，做低度到中度運動時心跳要在 90 ～ 106 下／分鐘之間最適當。

如果體能較好的人，可以提升到 80％心跳儲存量，如 50 歲的人，休息心跳 70 下／分鐘，計算後心跳＝（145-70）×80％＋ 70 ＝ 130 下／分鐘。

如果只是要做輕鬆的運動的話，以休息心跳＋20就可以了，如休息心跳60下／分鐘的人變成80下／分鐘即可，有運動到即可。但如果心跳增加低於10下／分鐘，就表示運動強度低，增加體能的效果有限。

● 算法二

直接用感覺來認定也可以。運動強度也可以使用下表「**伯格呼吸困難指數**」來做指標。這個方法就很簡單了，**直接以喘氣的程度來自我感覺**，一般中等強度運動可以維持伯格呼吸困難指數3～4分，高強度運動則需維持伯格呼吸困難指數4～6分。一般只要有3～6分即可。過強或過低都不好。

「伯格呼吸困難指數」評分表

評分	自我感覺的呼吸困難度（喘）
0	➡ 沒有呼吸困難（喘）
0.5	➡ 非常非常輕微的呼吸困難（喘）
1	➡ 非常輕微的呼吸困難（喘）
2	➡ 輕微的呼吸困難（喘）
3	➡ 中度的呼吸困難（喘）
4	➡ 稍微嚴重的呼吸困難（喘）／有點吃力
5	➡ 嚴重的呼吸困難（喘）／吃力
6	➡
7	➡ 非常嚴重的呼吸困難（喘）／吃力
8	➡
9	➡ 非常非常嚴重的呼吸困難（喘）／吃力
10	➡ 極度的呼吸困難（喘）／吃力，幾乎到極限

◎ 運動時間

運動時間需要漸進的增加，可以由 3 ～ 5 分鐘開始，目標是 30 分鐘，以間歇式運動進行，就是運動 3 ～ 5 分鐘後休息一下，再運動 3 ～ 5 分鐘再休息一下，總運動時間加起來有 30 分鐘即可。等到習慣了再增加運動時間，連續運動時間建議小於 1 小時。

◎ 運動模式

運動模式以大肌肉群的運動較適合，包括走路、騎腳踏車、跑步機、體操、太極拳等等。

一星期運動項目與運動計畫參考

日期	運動項目	運動計畫
星期一	有氧運動	連續性中強度有氧運動（40 ～ 60％心跳儲存量）30 分鐘。
星期二	阻力運動	大關節阻力運動 6 ～ 8 組，每組動作 10 ～ 15 下，3 回。伸展運動，平衡運動。
星期三	有氧運動	間歇式中高強度有氧運動（70 ～ 85％心跳儲存量）30 分鐘。
星期四	阻力運動	大關節阻力運動 6 ～ 8 組，每組動作 10 ～ 15 下，3 回。伸展運動，平衡運動。
星期五	有氧運動	連續性中強度有氧運動（40 ～ 60％心跳儲存量）30 分鐘。
星期六	有氧運動	連續性中強度有氧運動（40 ～ 60％心跳儲存量）30 分鐘。
星期日	休息	完全休息加放鬆，讓身心靈徹底放下。

上表中只有星期三是做中高強度的運動，其他都是中強度運動，星期日則是完全休息，讓身體徹底放鬆。只要依照這個規則來做，相信身體的恢復會非常良好。

很多人常做的瑜珈因為是伸展，較少動到大肌肉群，所以增加體能的效果沒那麼好。同時，**如果為了後續治療身體有放置人工血管之類的管線，應避免過度伸展的瑜珈動作，以免造成管線移位。**

（5）不開刀的治療後的運動鍛鍊

接受相關化學治療、放射治療、標靶治療或免疫治療後，病友常見的症狀有咳嗽、喘、胸部不舒服、疲倦等。治療的副作用因人而異，個人的感受也不相同。適當的運動可以增加身體功能、減輕症狀、增加生活品質。

接受放射治療的過程中，因容易感染，不宜在游泳池中運動。運動時間可以由 1 ～ 3 分鐘漸增，目標是 15 ～ 30 分鐘。運動型態可以是躺姿或坐姿或站立時關節運動，原地踏步，室內或室外行走等等。總之，運動量不管多少都對身體有好處，千萬不要不動。

至於**治療後因為很多病友狀態不好，很容易就停止運動，這樣很容易就愈來愈不想動，不利於病情。**因此，**我們建議可以降低運動時間與強度，但是一定要動。**如有一個病友在免疫療法之後，儘管身體很不舒服，但我們建議他原本每天走路 30 分鐘的運動量，就先減少成走路 3 ～ 10 分鐘，之後可依體能先增加走路次數，再增加每一次走路時間，逐漸遞增，最後可增加走路速度，直到恢復原來的運動量為止。

適當的運動最大的好處是，可以預防生理功能與心理情緒的惡化，並維持病友的獨立性。同時，研究更顯示，6 分鐘行走測試距離大於 400 公尺的病友在化療後的存活率較高，也就是說，**體能愈好的人，抵抗力愈佳，治療後恢復力愈好。**

附錄 1
用愛彌補醫療的極限：
癌末安寧緩和醫療的照護

■ 蔡兆勳（臺大醫院家庭醫學部主治醫師／臨床教授）

因為安寧緩和醫療會碰觸「死亡」這個極為敏感的議題，如果沒有同理心，往往看不到問題的核心。本文會從真實個案切入，提出安寧緩和醫療真正的價值所在。

簡單來說，**安寧緩和醫療**就是一個支持系統，支持病友積極生活直到人生最後，同時也支持家屬在照護過程以及病友過世後種種的調適。因此，安寧緩和醫療追求的目標，就是讓病友得到身心靈整體的照顧，不僅可以提升生活品質並能獲得善終；另一方面，則是家屬的哀傷能夠獲得撫慰，家庭功能得以重建，盡快重新面對未來的生活。

為達到這個目標，醫療團隊必須做到兩件事：首先要以同理心和病友及其家屬建立信任關係，接著要協助病友進行面對死亡的準備，減少病友對死亡的恐懼感以及家屬失去親人的傷痛。

（1）用同理心建立信任關係

先看以下案例：

病友的女兒敲門進來的同時，我正和兩個實習學生討論中。她一進來語氣激動、態度堅決：「蔡醫師，待會我父親進來看診時，您千萬不要和他談論任何的病情。如果您不答應，我們就不看了。」

我看著她堅定的眼神，不假思索就回她：「安啦，妳帶他進來。」幾分鐘後，聽到推著輪椅想打開門的沉重聲音，我急忙要學生幫忙開門讓這對父女進來。她推了爸爸進來，就在離我一公尺半的地方停下來。

　　這個舉動讓我很感動，因為這位爸爸有氣切的關係，怕痰會噴出來濺到我們，所以特意離我們遠遠的。於是我和他們說：「過來一點，沒關係。」聽了這話，他們前進了約五十公分又停了下來（離我們還是有一公尺遠，未免也太善良了），我接連講了好幾次，他們終於才前進到正常看診的距離。這樣互動後，我已感覺到病友的女兒，放心了不少。

　　我問這位爸爸：「您有沒有哪裡不舒服？睡得好嗎？消化情況怎麼樣？」等他回答後，我又和他閒話家常一下。這樣大約十來分鐘後，門診結束，女兒要推爸爸出去時問了一句：「爸，接下來你要看哪一科？」爸爸看了女兒一眼，用手指壓氣切口，用臺語明確地說：「令貝要看這科啦！（我要看這一科啦！）」

　　這句話一出來，我就知道成功了！我們彼此已經建立信任關係了。

　　「逃避死亡是生物的本能，一般正常人不會想死」，雖然每個人都知道有一天會面臨死亡，但是等到真的必須正視死亡時，心境又不一樣了，因此，面對死亡是很不容易的，尤其進入生命倒數階段，除了肉體上極端痛苦外，心靈上的折磨與煎熬更是難以形容。或許病友及其家屬想要積極治療，想盡辦法避免死亡的心情是可以被理解的，但事實上已經不可能了，所以**照護癌末病友，首重與病友及其家屬建立信任關係，才能透過後續的照護達成生死兩相安。**

（2）肯定自己，化解衝突，心願完成，使其圓滿

接下來，就是協助病友進行面對死亡的準備。透過生命的回顧，讓病友肯定自己，才有能力面對死亡威脅所產生的恐懼，也才能緩解身心靈的痛苦。因為能肯定自己一生的人，比較不害怕死亡，這就是積極的死亡準備。也可以鼓勵病友以懺悔、道歉化解曾有的衝突或心結。甚至借助宗教信仰的力量獲得內心的平靜，進而探尋生命價值與病苦的意義。還有，讓病友有機會與所愛的人在一起，好好道謝、道歉、道愛及道別也是很重要。比如病房志工在幫病友洗澡時，大家一起唱〈家後〉，不知不覺中幫病友當面訴說對妻子的感謝，眾人邊唱邊流淚，這也是避免遺憾的表達方式。

協助家屬完成病友的心願也很重要。未能及時完成的，請病友及其家屬一起規畫，例如病友憂心遺留下來的房子或祖傳的地不知如何處理，建議可以提供一個計畫或藍圖，能有效安撫病友的心。當然，家屬本身也要重視病友本身的意願和想法，如父親想和兒子說接下來的安排時，如果兒子回答說：「爸，不要說這些啦！」如此一來，這方面的溝通就會停止，對病友不安的心情和遺願的實踐，完全沒有幫助。

已有研究證實，晚期癌症治療如同時加上緩和醫療的照顧，不僅可以改善生活品質且病友的生命期也會比較長。顯示若安寧緩和醫療可以適時提早介入，對病友和家屬來說都有很好的幫助。

總之，協助病友改善生活品質繼而獲得善終，同時撫慰家屬的哀傷，並儘早重建家庭生活功能，達成「生死兩相安」，是醫病雙方共同的目標。

附錄2
當癌末治療遇上嗎啡用藥的迷思

■ 蔡兆勳（臺大醫院家庭醫學部主治醫師／臨床教授）

聽到「嗎啡」兩個字，一般人都會和毒品聯想在一起，避之唯恐不及，因此聽到癌症病友要使用嗎啡時，都是眉頭一皺，一臉憂心忡忡的樣子。然而，事實上，對癌症末期病友來說，用嗎啡止痛和舒緩呼吸困難（**尤其是肺癌病友**），正是能讓病友好好走過這段抗癌之路的最大功臣之一。所以，本文特別針對嗎啡用藥迷思——成癮和抑制呼吸、加速死亡的錯誤認知，一一破除與澄清。

(1) 迷思一：害怕成癮？

癌症末期病友使用嗎啡會成癮嗎？當然不會。原因很簡單，我們從「成癮的條件」來看就可以清楚了解。雖然成癮的相關研究還有待醫界持續進行，至今仍無定論。但從臨床上來看，以下是我們多年的經驗之談，相信可以作為未來成癮理論的重要參考論據之一。

「成癮」最重要條件就是，如果沒有深度愉悅感，就像用臺語形容的「很爽」，讓大腦深刻離不開的那種亢奮感，是不會成癮的。醫師幫病友開立的劑量都是經過專業的評估，由劑量低、效果較輕微的鴉片類藥物開始使用，只會解除疼痛等症狀，自然不會成癮。

關於這點，我們可以理解成愉快、高興和興奮等亢奮的情緒是高峰波；而痛苦、憂鬱是低峰波；舒緩、平靜則是中間值。**要成癮必須經歷亢奮的高峰波，令人無法忘懷，想要重新經歷那種愉悅感，以至於樂此不疲，讓人脫離不了那種感覺，才會成癮。**

癌症末期病友使用嗎啡，將痛苦從谷底的低峰波，回歸到舒緩、平靜的中間值，只是單純的「歸零」動作，所以並不會成癮。而且我們使用的藥品是從效果輕微的鴉片類開始，有必要才會升級，因此，在我們專業的使用原則處理之下，不僅不會有使用劑量的天花板效應，即使逐漸增加劑量也不至於無效，請病友和家屬放心。

一般來說，鴉片類藥物最少有五至六種，專業人員適當使用鴉片類藥物必須根據臨床治療指引，藥物種類由弱而強，劑量由低而高使用，如此漸進、合理使用，就不會成癮。

（2）迷思二：抑制呼吸、加速死亡？

使用嗎啡會加速病情惡化而死亡嗎？當然也是不會的。

抑制呼吸確實是嗎啡的藥理作用之一，但是專業使用不僅不會抑制呼吸、加速病友病情惡化死亡，反而可以緩解末期病友呼吸困難的症狀。呼吸困難，會喘，而且會很喘，正是肺癌病友最可能面臨的末期症狀。感覺就像是溺水一般，無法呼吸，由此所產生的窒息感會讓人非常恐懼，非當事者是無法想像與理解的。

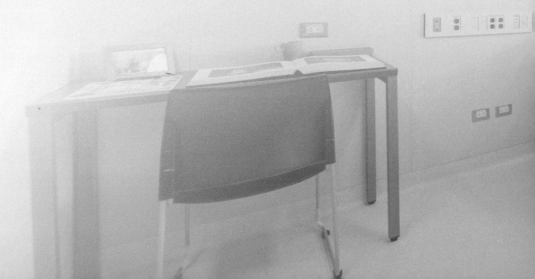

況且實證研究也肯定嗎啡對末期病友呼吸困難有緩解效果。歐洲及美國之癌症臨床指引也明列嗎啡用於呼吸困難之角色及使用劑量。簡單來說，末期病友使用嗎啡除了止痛以外，還能緩解呼吸困難。嗎啡正是末期病友緩解呼吸困難的特效藥，更是讓病友維持生活品質的大功臣。醫師都是根據科學實證及臨床指引治療，以緩解末期病友的痛苦！

　　此外，很多人還會擔心太早使用嗎啡，將來沒效怎麼辦？或是使用嗎啡會產生便秘、嗜睡等不良反應怎麼辦？這些擔心都是不必要的，因為醫師都可以事先預防，事後改善，請病友和家屬可以安心與醫師合作進行治療。

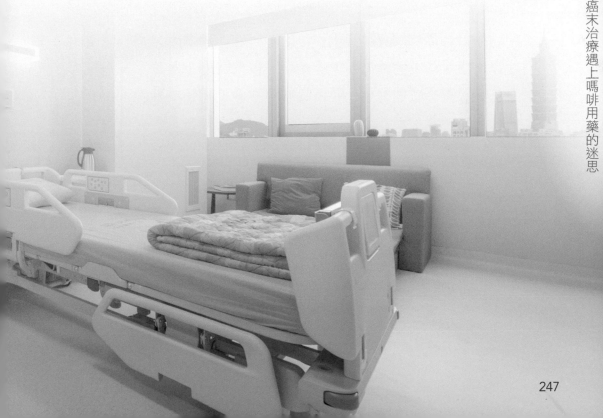

附錄 3
社工室：
病友及家屬可以找得到的協助資源

■ 黃佳琦（臺大醫院社工室管理師）

　　對病友和家屬來說，往往在確診初期，都較關注在病情的變化本身，直到後續進入治療，才驚覺該好好正視面對接踵而來的種種問題，例如醫療費及經濟負擔、由誰來照顧病友、照護家屬的身心壓力問題、重大傷病或失能的給付或保險等等。

　　以臺大醫院的癌症病友來說，社工室可以協助病友及家屬，如經濟問題、情緒問題、醫療協調、出院安置計畫、福利諮詢、器官捐贈、癌症病童教學、志願服務等，以下列舉提供給大家參考：

● **保險及經濟相關資源資訊**：包括申請重大傷病卡、身心障礙證明、勞／漁保的傷病給付和失能給付、農保身心障礙給付、教育部學產基金設置急難慰問金、縣市政府急難救助或醫療補助、中低收入戶、特殊境遇子女及家庭補助、弱勢家庭兒童及少年緊急生活扶

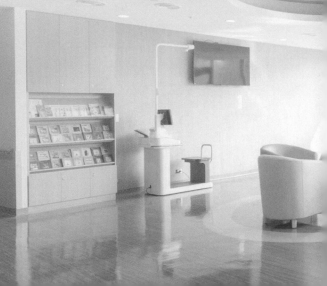

助、媒合慈善單位福利資源等資訊。

● **照顧資源資訊**：提供長照 2.0 服務連結與轉介；提供或連結雙北的照顧及專業服務、交通接送和喘息服務；提供「家庭照顧者關懷總會」訊息、協助申請外傭資訊。

● **輔具協助與轉介**：假髮租借資訊、輔具租借資訊等。

● **病友支持資源**：各類講座訊息、癌症病友團體訊息等。

最重要有兩件事情：

一是歡迎來電：（02）2356-2097 臺大醫院「社會工作室」，我們非常願意提供協助。

二是不要害羞開口。癌症是重大疾病，千頭萬緒都需要協助，就主動告知我們吧！

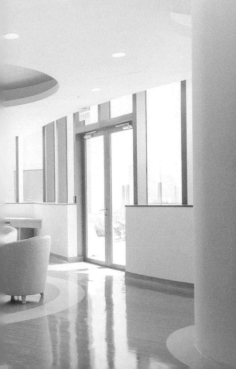

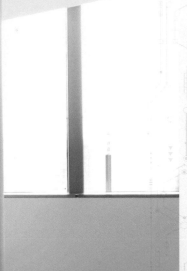

特別增訂
肺癌臨床精準醫療，
最新突破 6 大趨勢

1. 肺癌篩檢：低劑量電腦斷層掃瞄（LDCT）

2. 沒有傷口的微創手術——影像導引腫瘤消融術

3. 放射治療新技術——粒子放射治療

4. 抗體藥物複合體：令人期待的新治療方式

5. 標靶藥物新夥伴

6. 免疫治療新進展

1. 肺癌篩檢：低劑量電腦斷層掃瞄 （LDCT）

■ **張允中教授**（臺大醫院影像醫學部主治醫師／臺大醫學院放射線科教授）

國健署經蒐集國際實施 LDCT 肺癌篩檢現況及成本效益資訊，並參考 TALENT 研究提供之科學實證資訊，推動肺癌早期偵測計畫，針對肺癌高風險族群（重度吸菸者及具肺癌家族史者）提供 2 年 1 次 LDCT 肺癌篩檢服務。國民健康署自 2022 年 7 月 1 日起開始實施早期肺癌偵測計劃，截至 2023 年 6 月 14 日全國共有 167 家醫院加入本計畫，46,678 位受檢者完成 LDCT 檢查。

◎ 現行國家肺癌篩檢使用 LDCT 之納入對象條件：

● 年齡介於 50 ～ 74 歲，且抽菸史超過 30 包年。目前仍在抽菸或戒菸時間尚未超過 15 年的民眾。

● 年齡介於 50 ～ 74 歲，且其父母、子女或兄弟姊妹曾患有肺癌的民眾，若血親中被診斷肺癌年齡小於 50 歲，篩檢起始年齡以血親中診斷肺癌者最小年齡為基準。

◎ LDCT 檢查排除條件

1 懷孕中。

2 過去 12 個月內曾接受過胸部電腦斷層檢查。

3 曾得過肺癌。

4 無法接受胸腔穿刺或手術者。

5 過去 1 個月內有不明原因之咳血。

6 過去 1 個月內的胸部 X 光檢查顯示有明顯可疑肺癌病灶。

7 過去 1 年內有不明原因之體重減輕超過 6 公斤。

※ 備註：前開 5 至 7 點之個案，若經醫師評估，認為非疑似肺癌情形，且個案狀況能接受 LDCT 肺癌篩檢者，經檢附醫師診斷或評估結果，並簽具聲明書後，則可納入。

◎ LDCT 檢查判讀結果及後續追蹤及處置方式

● 判讀結果

低劑量電腦斷層肺癌篩檢檢查結果	對應 Modified Lung-RADS	建議
無法判讀	0	建議您至門診諮詢
無異常結節	1	注意自身症狀，並定期接受篩檢
有良性或惰性徵象的結節	2	注意自身症狀，並定期接受篩檢
有結節但可能為良性	3	請您至胸腔內科或胸腔外科門診評估
有異常結節	4A,4B,4X	請您儘快至胸腔內科或胸腔外科門診評估
有其他異常	S	請您至門診評估（勾此選項後應於民眾報告呈現）

● 肺結節追蹤與處置建議

　　LDCT 所偵測出之可疑病灶表徵，可分成實質（心）結節（solid nodule）、部分實質（心）性結節（part-solid nodule）與非實質（心）結節（non-solid nodule）。

　　● 實質結節或部分實質性結節→代表生長快速或高惡性度的腫瘤，則預後較差。

　　● 非實質（心）結節又稱作純毛玻璃樣結節〔pure ground-glass opacity（GGO）或 pure ground-glass nodule（GGN）〕→其生長速度相對較慢，一般可能為分化良好或低惡性度的腫瘤，且預後較佳，淋巴節或遠處轉移的機率也較低。

　　此外，結節形狀不規則，尖刺放射狀，生長速度快，惡性機率較大。鈣化結節、脂肪多或液體成份多，則以良性居多。

　　LDCT 檢測出結節後，應判斷是否有感染／發炎之可能性，若懷疑有感染／發炎情形，建議於 1 ～ 3 個月內再次安排檢查追蹤，若無懷疑感染／發炎之情形，則依下列處置建議（針對單一性肺結節與多發性肺結節建議最長間距為 1 年追蹤，如經專科醫師判斷後，可延長至 2 年以上追蹤），下面所列之指引，為中華民國放射線醫學會、台灣胸腔暨重症加護醫學會、台灣肺癌學會、台灣胸腔外科醫學會依照國外指引與國內經驗所制定共識之專業建議：

一、初次篩檢出實質（心）肺結節及篩檢後追蹤

大小	後續追蹤建議			
＜ 6 mm	每年 1 次檢查追蹤			
≥ 6 ～＜ 8 mm	6 個月內檢查追蹤			
≥ 8 mm	轉介胸腔專科醫師評估	低風險 * 2→3 個月內檢查追蹤	無變化→ 6 個月內檢查追蹤	穩定→每年 1 次檢查追蹤
				有變化 *1 →轉介胸腔專科醫師評估
			有變化 *1 →手術	
		高風險 **2 →開刀或切片		
支氣管內病灶	1 個月內檢查追蹤（若有劇烈咳嗽則應馬上安排）	No Resolution	支氣管鏡	

* 變化定義：增大＞ 1.5 mm

** 建議高風險者始接受 LDCT 檢查，若非高風險者，需經多專科團隊討論後決定（下同）

二、初次篩檢出部分實質（心）肺結節

大小	後續追蹤建議		
＜ 6 mm	每年 1 次檢查追蹤		
≥ 6 mm	實心部分 ＜6 mm	6 個月內檢查追蹤→參考下表	
	實心部分 ≥ 6 ～ ＜8 mm	3 個月內檢查追蹤→參考下表	
	實心部分 ≥ 8 mm	轉介胸腔專科醫師評估	低風險→ 3 個月內檢查追蹤→參考下表
			高風險→開刀或切片
			良性→每年 1 次檢查追蹤

三、對已有之部分實質（心）肺結節後續追蹤

結果	大小	後續追蹤建議		
無變化	<6 mm	每年 1 次檢查追蹤		
	≧ 6 mm	實心部分 <6 mm	每年 1 次檢查追蹤	
		實心部分 ≧ 6 ～ <8 mm	6 個月內檢查追蹤	無變化→每年 1 次檢查追蹤
出現新結節 或實心部分變大 >1.5 mm	<6 mm	6 個月內檢查追蹤		
	≧ 6 mm	實心部分 <4 mm	3 個月內檢查追蹤	
		實心部分 ≧ 4 mm	轉介胸腔 專科醫師評估	低風險→ 3 個月內檢查追蹤
				高風險→開刀或切片 / 良性→每年 1 次檢查追蹤

四、初次篩檢出非實質（心）肺結節

大小	後續追蹤建議
＜ 20 mm	每年 1 次檢查追蹤
≧ 20 mm	6 個月內檢查追蹤

若有任何實心之部分則須以部分實心（part-solid）之結節原則處置（下同）

五、對已有之非實質（心）肺結節後續追蹤

結果	大小	後續追蹤建議	
穩定無變化	< 20 mm	每年 1 次檢查追蹤	
	≥ 20 mm	6 個月內檢查追蹤	無變化→ 每年 1 次檢查追蹤
出現新結節 （≥ 4 mm）	< 20 mm	每年 1 次檢查追蹤	
	≥ 20 mm	轉介胸腔專科 醫師評估	A 方案：每年 1 次檢查追蹤
			B 方案：　　　良性→ 開刀或切片　　每年 1 次檢查追蹤
結節變大 （> 1.5 mm）	< 20 mm	6 個月內檢查追蹤	
	≥ 20 mm	轉介胸腔專科 醫師評估	A 方案：6 個月內檢查追蹤
			B 方案：　　　良性→ 開刀或切片　　每年 1 次檢查追蹤

六、多發性肺結節

以最大顆或需最短期限內追蹤之結節為主。

2. 沒有傷口的微創手術——影像導引腫瘤消融術

- 簡寧（臺大醫院癌醫中心分院影像醫學部主治醫師）
- 林孟暐（臺大醫院胸腔外科主治醫師／臨床教授）

　　肺部腫瘤的腫瘤消融術是指在複合式開刀房內，利用精準的術中影像設備，將探針精準的放置到腫瘤的位置，利用能量或溫度改變方式，造成腫瘤細胞壞死，而達到讓整顆腫瘤消融的治療效果。通常針對早期肺癌的首選治療，還是以胸腔手術切除為主，另外，晚期肺癌如果需要足夠的腫瘤組織進行基因檢測，也需要胸腔鏡切片手術。

　　然而，有些情況患者因為身體機能較差、年紀較大，手術風險高而不適合手術，或是雖然是晚期肺癌，但仍屬於僅有少數轉移的寡轉移階段，以及僅有局部復發的情況，利用對身體傷害性更小的影像導引腫瘤消融術進行腫瘤局部控制，可獲得較好的存活率。

　　目前腫瘤消融術有微波消融術與冷凍消融術兩種方式。對於無法手術、晚期、肺內轉移或是復發的肺癌病友來說，「腫瘤消融術」是肺癌局部治療的一種新選擇。

◎ 適合接受腫瘤消融術的患者

1. 不適合手術的初次診斷早期肺癌患者

　　患者年紀較大，同時有許多其他的共病（*心臟病、洗腎、嚴重糖尿病、或是器官衰竭等疾病*）的患者，以及手術前心肺功能檢查結果顯示心肺功能不佳的患者，這些患者都因為接受全身麻醉手術

的風險太大，在不適合手術的情況下，可選擇接受腫瘤消融術作為腫瘤局部控制的治療方式。

2. 晚期或是復發的肺癌

第四期晚期肺癌又可以細分為寡轉移（4、5處以內）或大於5處以上的遠端轉移，寡轉移是指病人的原發腫瘤發生轉移，但只有滿少部位的轉移。目前愈來愈多臨床研究證實，針對癌細胞寡轉移的轉移部位做很好的局部控制，讓整體腫瘤量下降，可獲得較好的存活率。另外，有些早期肺癌手術之後發現有局部復發情形，但尚未有淋巴轉移或遠處轉移，這些患者也可選擇接受腫瘤消融術作為腫瘤局部控制的治療方式。

3. 肺臟內轉移性腫瘤

除了原發肺癌，有些其他的癌症（**乳癌、大腸癌、肝癌等等**）轉移到肺臟內，也可選擇接受腫瘤消融術作為腫瘤局部控制的治療方式。

需注意的是，若腫瘤位置若太靠中間，直接貼近心臟、主動脈、肺動脈等重要構造旁（**距離兩公分以內**），較不適合使用腫瘤消融術，因為消融的同時會傷害到重要的構造，而造成大出血等危險。

另外，腫瘤大小如果太大，腫瘤消融術治療的效果會受限，根據現有的文獻建議，若大於4公分以上，腫瘤消融術治療的效果會較為受限，較不適合接受腫瘤消融術。

另外，建議一次腫瘤消融以不超過三顆為原則。總結而言，患者的腫瘤是否適合使用腫瘤消融術作為腫瘤局部控制的治療方式，有許多專業的考量，仍須由有經驗的醫師團隊來評估後決定。

◎ 微波腫瘤消融術簡介

　　微波腫瘤消融術方法的原理就和微波加熱食物的原理一模一樣，透過高頻率的電磁波高速震動組織內水分子達每秒 20 ～ 50 億次，使得組織局部溫度可達 60 ～ 150°C，足以燒死癌細胞，達到治療效果。

　　微波治療過程，是先利用電腦斷層掃描影像導引，經由醫師將微波探針經皮膚穿刺，置入病灶處，透過探針產生微波，消融時間約 10 ～ 15 分鐘，即可達到一個局部燒灼的球形範圍，達到殺死癌細胞的效果。儀器可以控制微波消融範圍，防止過多的熱能造成腫瘤消融區外的傷害。

　　同時，微波治療雖可以單獨施術，但與其他療法配合，更能使治療效果達到最佳。如果腫瘤小於三公分且距離肺門或大血管超過兩公分，會有較好的治療效果。較大的腫瘤則需要較長的消融時間或多支探針或分次進行。

　　如果病灶數量過多，或是疾病較嚴重時，必須搭配化療或標靶治療等全身藥物治療，以增加治療效果。但是，由於微波消融原理在於產生局部微波磁場，因此懷孕、植入心臟節律器或凝血功能不佳者，不建議使用此術。

◎ 冷凍腫瘤消融術簡介

　　冷凍消融的原理在於使用氣體快速通過探針造成溫度可以下降的效應，使得局部組織溫度下降至零下 160 ～ 180°C，在腫瘤組織內部產生冰球，利用反覆冷凍與解凍的過程，達到癌症細胞壞死的效果。

冷凍消融的過程也是利用電腦斷層掃描影像導引，經由醫師將冷凍探針經皮膚穿刺，置入病灶處，透過探針產生冰球，達到殺死癌細胞的效果。由於冷凍消融需要經過三次冷凍與解凍的循環，以達到最佳成效治療範圍，因此消融一處腫瘤的療程需約 30 分鐘。

冷凍消融可視腫瘤體積大小，選擇適合的探針型號與數量，決定製造出的冰球大小，以控制消融的範圍。對於較大的腫瘤需要較多支針或分次進行；如果病灶數量較多或過大，必須搭配化療或標靶治療等全身藥物治療，以增加治療效果。

而急速冷凍可以阻斷神經傳導，因此相較於微波消融術而言，冷凍消融術療程上疼痛感也較輕微。另外，與微波相同，凝血功能不佳者，不建議使用此術，但植入心臟節律器者可以接受冷凍消融治療。

◎ 術後注意事項

肺臟穿刺消融治療的病患應術後平躺至少四小時以利止血。經過全身麻醉的病人術後四小時可以恢復喝水與進食，部分傷口短期內僅有少量滲血，多數在一週內會完全癒合。住院期間會追蹤胸腔 X 光確認術後氣胸情形。

◎ 腫瘤消融術相關風險與併發症

肺臟腫瘤消融術有可能造成氣胸、血胸、咳血、感染或空氣栓塞等可能併發症，穿刺處皮膚可能因為溫度造成局部色素變化，或極小機率（＜ 1%）局部凍傷／燙傷。一般而言，腫瘤越小，接受消融的腫瘤顆數越少，就會有較低的併發症可能性，復原也較快。

案例圖片

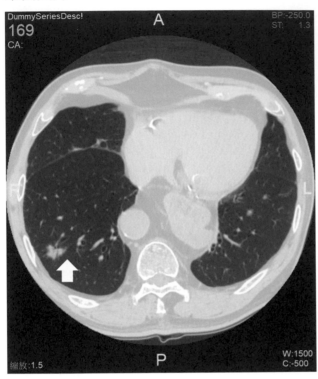

圖一、80 歲男性，偶然發現右下肺葉一部份毛玻璃樣結節，追蹤一年後實質部分增加，因為年紀大，心肺功能不佳，選擇以消融治療並同時切片檢驗腫瘤病理

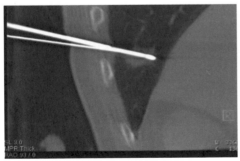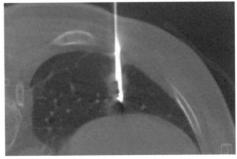

圖二、冷凍消融針與切片用的細針同時放置入腫瘤內，進行腫瘤切片，接著進行冷凍腫瘤消融術

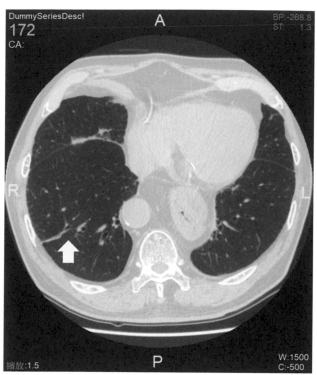

圖三、術後半年追蹤電腦
斷層，可見腫瘤已消失不
見，剩下微小疤痕組織

263

3. 放射治療新技術——粒子放射治療

■ 許峯銘（臺大醫院放射腫瘤科醫師／臨床副教授）

　　放射治療依照放射線射源的類型，可以分為光子（Photon）與粒子（Particle）兩大類，而粒子又可區分為電子（Electron）、質子（Proton）、重粒子（Heavy Ion）與中子（Neutron）等。

光子與粒子治療的劑量深度分佈圖比較

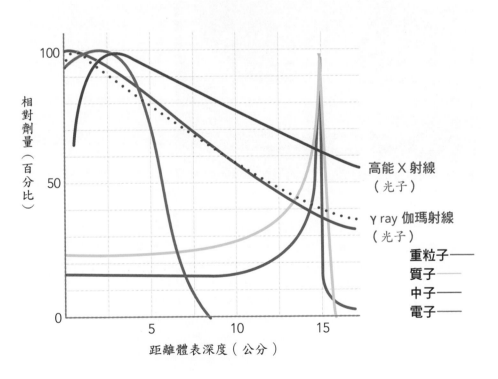

目前臨床上最常使用的放射線射源為光子治療，其優點為技術成熟穩定，臨床兼容度高。隨著近年來醫療科技的大幅進步，商業化的粒子治療設備也正式步入臨床應用。

臨床上會使用到粒子治療主要是考量到其特殊的物理特性以及生物效應特性，以下將這些臨床使用的射線射源類型的比較提供給大家參考：

遠隔放射治療射源特性比較表

放射源	光子	電子	質子	重粒子（碳 –12）	中子
產生射源設備	鈷 –60、直線加速器	直線加速器	迴旋加速器、同步加速器	迴旋加速器、同步加速器	反應爐、質子射束／鈹靶
照射自由度	全角度	全角度（受治療部位限制）	部分或全角度、固定角度	固定角度	固定角度
出口劑量	有	無	無	無	有
皮膚保護效應	高	低	無	無	無
物理布拉格峯	無	近無	有	有	無
生物效應	標準	等同光子	約為光子 1.1 倍	約為光子數倍不等	需搭配含硼藥物進行硼中子捕獲治療（BNCT），約為光子數倍不等
健保給付	有	有	無	無	無

質子治療一般被認為其對腫瘤的控制效果與常規的光子治療相當。所以，質子治療在臨床應用上的優勢主要是在劑量學上能夠顯著減少正常器官與組織，例如骨骼、心臟、肺臟等，所接受到的中低幅射劑量暴露，如圖所示：

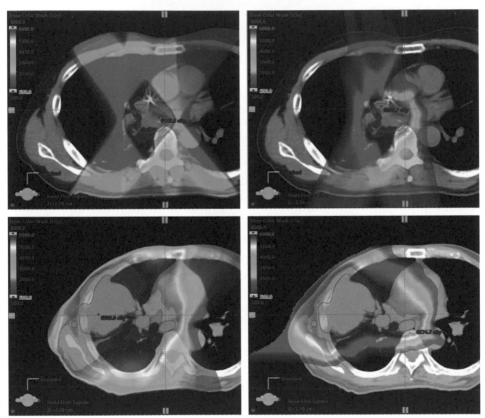

▲ 比較光子（左圖）與質子（右圖）用於治療肺癌胸腔病灶的放射劑量分佈。

因此質子治療可能可以在部分需要接受放射治療病患減少放射線造成的傷害，例如骨髓抑制、心律不整、放射性肺炎或肺纖維化等。然而需要提醒病友的是，目前實證醫學的研究並未發現質子治療能夠減少放射線副作用發生的比率或嚴重程度。因此病友在選擇

前必須與放射腫瘤科醫師詳細討論質子治療的確實效益。

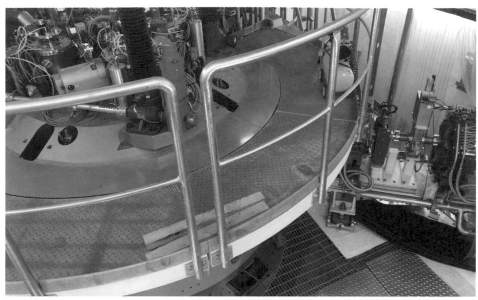

▲ 癌醫質子迴旋加速器。照片提供：許峯銘醫師

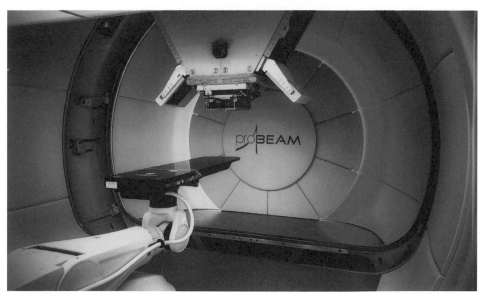

▲ 癌醫質子治療室。照片提供：王駿瑋醫師（腫瘤醫學部）

　　目前醫界公認質子治療顯著優於標準光子治療的臨床適應症是對於罹患廣泛性中樞神經轉移或軟腦膜轉移的病患進行全腦脊髓放射治療。質子治療相較於光子治療能減少骨髓抑制、咽喉食道與胃腸之黏膜反應等副作用，並或許能因此而改善治療成效。

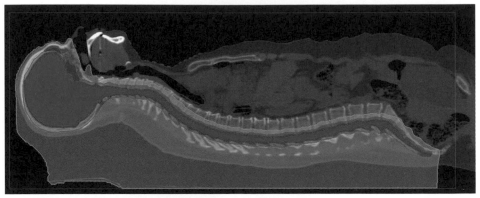

▲ 質子全腦脊髓放射治療劑量分佈圖。

　　而放射治療領域的「大傢伙」，重粒子（碳 –12）治療，除了具備如同質子治療的物理特性外，尚且具有顯著較高的相對生物效應。所以，重粒子治療在臨床應用上的優勢主要是在對於使用常規放射治療反應不佳的腫瘤，例如脊索瘤等，或許會具有較佳的治療成效。

　　然而必須要注意的是，重粒子治療在生物效應方面的優勢是個雙面刃，在對腫瘤造成較強的傷害性的同時也會讓鄰近的正常器官組織曝露在較高副作用的風險下。因此病友在選擇前必須與放射腫瘤科醫師詳細討論重粒子治療的優劣。

◎ 局部治療新技術―磁振導引治療

　　影像導引（Image Guidance，IG）治療的主要目的是能夠在影像輔助下精準地給予病灶局部治療，以避免影響鄰近的正常器官或

組織。常見的影像導引的技術包括體表導引、X光導引、電腦斷層導引等。

對於骨骼或肺臟而言，X光或電腦斷層導引已經足夠準確，但是對於其他的人體部位與器官，核磁共振影像（Magnetic Resonance Imaging，MRI）能夠提供更良好的軟組織影像品質來導引局部治療。

此外，MRI還能夠在不影響局部治療進行的情況下，在治療過程中持續取像以追蹤監測治療的正確性。除了磁振導引放射治療以外，磁振導引高強度聚焦超音波（High intensity focus ultrasound, HIFU，或稱海扶刀、神波刀）也是一項用來輔助處理癌症病友骨骼病灶的新利器。研究顯示磁振導引高強度聚焦超音波能夠改善放射治療後持續頑固性骨骼轉移所造成的疼痛症狀。

在醫療科技的持續進步下，我們相信這些創新的醫療儀器設備也能夠提供病友更適切處理病痛的方法，來改善治療的成效，提高病友的生活品質。

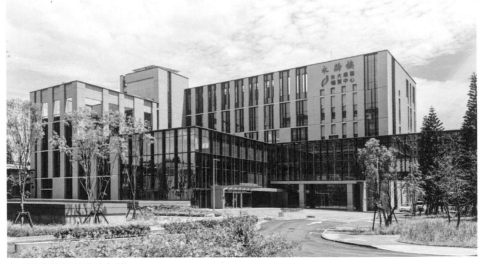

▲ 癌醫分院輻質大樓。

4. 抗體藥物複合體：
令人期待的新治療方式

■ 李日翔（臺大醫院新竹臺大分院腫瘤醫學部主任）

◎ 抗體藥物複合體的原理

抗體藥物複合體（Antibody-Drug Conjugate，簡稱 ADC）是近幾年新發展的抗癌藥物。

如同其名，抗體藥物複合體是將化學治療藥物等抗癌藥物連結到抗體上，期待能夠擷取抗體類標靶藥物以及化學治療藥物的優點，避免上述二類藥物的缺點，而能夠達到加強對抗癌細胞以及減少副作用的效果。

在發展抗體藥物複合體的第一步，是要挑選適當的抗體作為載體來運送藥物到癌細胞。癌細胞和身體正常細胞可能會表現不一樣的表面抗原，因此可以針對這個特性，挑選針對只有在癌細胞表面表現的抗原作為的抗體標的，再藉由特殊的技術把化學治療藥物連結到這個抗體上面，便成為抗體藥物複合體藥物。

在抗體藥物複合體藥物施打進人體後，癌細胞表面作為抗體標的的表面抗原會吸引抗體，抗體會把藥物帶到有表現抗原的癌細胞旁邊並進入到癌細胞中，抗體藥物複合體的抗體和化療藥物會在癌細胞中分開，這時候化療藥物便可以在癌細胞內毒殺癌細胞。

抗體不會把藥物帶到不表現抗原的正常細胞，因此可以降低化療藥物對正常細胞的傷害。

◎ 抗體藥物複合體在臨床癌症治療的現況

第一個上市用來治療癌症的抗體藥物複合體是公元 2000 年在美國上市的 gemtuzumab ozogamicin，用於治療急性血癌。目前已有十餘個抗體藥物複合體在美國上市用於治療各式惡性疾病，其中有四個藥物在 2023 年中已經在台灣取得上市許可用於治療乳癌（trastuzumab emtansine、trastuzumab deruxtecan 及 sacituzumab govitecan）以及膀胱癌（enfortumab vedotin）等惡性腫瘤疾病。這其中的 trastuzumab emtansine（簡稱 T-DM1）及 trastuzumab deruxtecan（簡稱 T-Dxd）都是以 trastuzumab（賀癌平）為基礎所設計的抗體藥物複合體藥物。

賀癌平原本是一個用來治療高表現 HER2 蛋白質的乳癌病患的抗體型標靶藥物，無論是對轉移性乳癌的控制或是早期乳癌的輔助性治療均有良好效果。把賀癌平改造加上 DM1 或是 Dxd 等化療藥物，便成為完全不同的抗體藥物複合體類藥物。

近十年來已有多個大規模第三期臨床試驗證實，T-DM1 可以延緩 HER2 高表現的乳癌病患疾病惡化的速度，也可以顯著降低早期 HER2 高表現乳癌病患疾病復發的機會。我國健保在 2021 年起給付 T-DM1 轉移性 HER2 高表現乳癌病患的第二線治療。

T-Dxd 是把賀癌平上的 DM1 改為 Dxd 藥物。在一個針對轉移性 HER2 高表現乳癌病患的第三期臨床試驗中，T-Dxd 比 T-DM1 更能顯著的延遲病患疾病惡化的速度。T-Dxd 甚至對於低表現 HER2 蛋白質的乳癌都有部分療效。

　　T-Dxd 也在帶有特定的 HER2 基因突變晚期肺癌進行臨床試驗。晚期肺腺癌病患必須根據癌細胞所帶有不同的基因突變，選擇適當的標靶藥物治療。大約有 2% 的肺腺癌細胞帶有特定的 HER2 基因突變。初步臨床研究顯示 T-Dxd 能有效縮小 HER2 基因突變晚期肺腺癌病患的腫瘤大小，T-Dxd 也因此可以在美國用來治療此類病患。

　　附表是目前已經在國外上市或是在開發中用於治療晚期肺癌的抗體藥物複合體藥物。這些藥物多數尚未完成第三期臨床試驗，目前在台灣尚未取得治療肺癌的上市許可。

抗體標的	化療藥物	可能治療之肺癌
CEACAM-5	ravtansine	表現 CEACAM-5 蛋白質之晚期肺腺癌
HER2	deruxtecan	帶有 HER2 基因突變之晚期肺腺癌
HER3	deruxtecan	帶有 EGFR 基因突變之晚期肺腺癌
MET	vedotin 或其他拓樸異構酶抑制劑	高度表現 MET 蛋白質之晚期肺腺癌
TROP2	govitecan 或 deruxtecan	晚期非小細胞肺癌
DLL3	tesirine	高度表現 DLL3 蛋白質之晚期小細胞肺癌
B7-H3	deruxtecan	晚期小細胞肺癌

◎ 抗體藥物複合體與抗體類標靶藥物的差異

　　標靶藥物之所以可以產生療效，在於肺癌細胞必須帶有特定突變使癌細胞產生不正常分化與生長，標靶藥物可以抑制該特定突變蛋白質的活性進而抑制不正常分化與生長。

在抗體藥物複合體上的標靶型抗體，主要功能是要把化療藥物帶到有表現該蛋白質（或是標靶）的癌細胞內，這個標靶型抗體不一定具備抑制開蛋白質（或是標靶）活性的能力，這個抗體也不一定能夠抑制癌細胞的生長。

因此雖然抗體藥物複合體是把化學治療藥物連結在標靶型抗體上，但我們必須瞭解到，抗體藥物複合體本質上仍然是化學治療藥物，也是化學治療在殺死癌細胞。目前開發中的許多抗體藥物複合體所攜帶的抗體，實際上與癌細胞的生長沒有關係；只要這個抗體所針對的蛋白質在癌細胞上表現量比較高，而在正常細胞上表現量比較低甚至不表現，就有機會作為設計抗體藥物複合體的抗體。

◎ 抗體藥物複合體的副作用

正如同標靶藥物也會有各式各樣的副作用一樣，抗體藥物複合體也會有副作用。對於一個帶有化學治療藥物的抗體藥物複合體，化學治療可能發生的疲憊、噁心、嘔吐、掉髮或掉血球等副作用，仍然可能發生在施打抗體藥物複合體的病患身上，但嚴重程度可能會比單純施打化學治療藥物還要輕微。

有些抗體藥物複合體也可能因為其標靶的成分而造成副作用，例如：有些施打 T-Dxd 的病患會有間質性肺炎的副作用。最後，由於許多抗體藥物複合體都是近年剛開發的新藥，或許有些長期使用後的副作用是目前仍然不是相當清楚的，因此如果有機會加入新藥臨床試驗，藉由臨床試驗的監督與保護，對病患是比較安全的做法。

◎ 抗體藥物複合體研發上的困難

把抗癌藥物連結到標靶型抗體上來治療癌症，實際上已經發展超過二十年，但直到近五年才有重大突破。在抗體藥物複合體的研發過程中，有許多的困難是需要一一克服的。如何挑選適當的抗體標的便是首要的課題。

為了有效降低藥物副作用，這個標的必須是在癌細胞上高度表現但在正常細胞上幾乎不表現的。這需要藉由評估大量腫瘤檢體與正常組織檢體，分析這些檢體上成千上萬的蛋白質表現，才有可能篩選出最恰當的標的。

近年來，由於人類大規模基因體與蛋白質體計畫的完成，挑選適當抗體標的的工作才得以簡化而可行。在挑選適當標的後，必須設計最適當的抗體，這個抗體必須能夠精準便是癌細胞表面的標的而不會攻擊正常細胞上其他不相關的蛋白質，否則很可能會讓最後的抗體藥物複合體攻擊正常組織而導致副作用。

由於抗體藥物複合體在施打進入人體血液循環中後，在血液中不能斷裂釋放出化學治療藥物，必須在癌細胞中才可以釋放出化學治療藥物。過早的釋放化學治療藥物是會導致副作用的上升，失去精準治療的本意。

由於血液與癌細胞內的酸鹼成分不同，酵素組成也不同，近年新發展的技術可以藉由血液與癌細胞的這些差異，設計適當的橋樑連結抗體與化學治療藥物。在血液中這個橋樑是穩定的，但在癌細胞中由於酸鹼性質的改變與酵素濃度的改變，這個橋樑會斷裂而釋放出化學治療藥物來殺死癌細胞。

　　最後，化學治療藥物在連結到抗體之後，體積與重量都會大幅上升，藥物在人體內的代謝會和原本的化學治療藥物完全不同。抗體藥物複合體的半衰期會遠比原本的化學治療藥物成分還要長，抗體藥物複合體的劑量選擇以及施打頻率會和原本的化學治療藥物完全不同。因此，如何選擇最適當的施打劑量與施頻率，有賴進一步的臨床試驗來驗證。

◎ 結語

　　抗體藥物複合體藥物是近年來，繼小分子抑制劑等標靶治療以及癌症免疫治療之後，抗癌藥物發展的最重要突破。在可見的將來，將有許多抗體藥物複合體進入臨床試驗開發，甚至取得治療肺癌的上市許可。

　　正如同小分子抑制劑及免疫療法造成了我們對肺癌無論是在治療上、診斷上乃至分類上在觀念上的進化，新一代 ADC 藥物的引進，也可能對肺癌的診療帶來劃時代的革新，這有賴主管機關、藥廠、醫護以及所有病患的共同努力。

抗體藥物複合體的結構

抗體

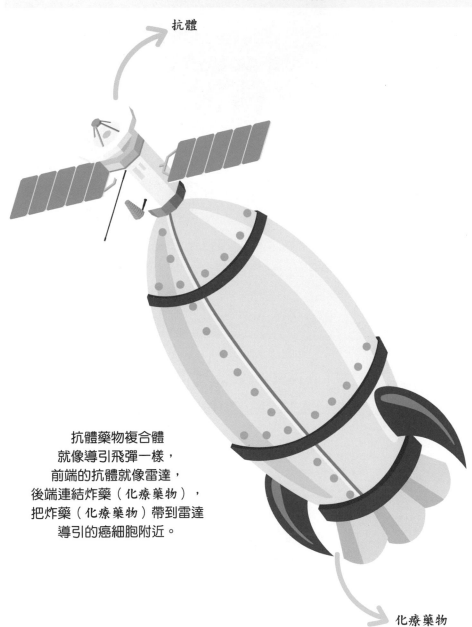

抗體藥物複合體
就像導引飛彈一樣，
前端的抗體就像雷達，
後端連結炸藥（化療藥物），
把炸藥（化療藥物）帶到雷達
導引的癌細胞附近。

化療藥物

抗體藥物複合體在癌細胞中的作用原理

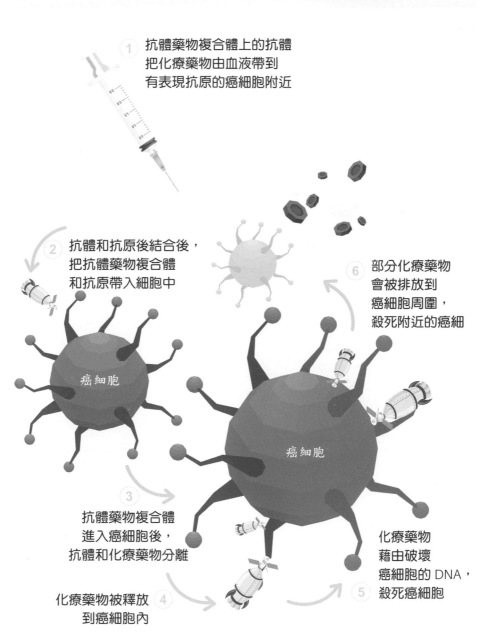

① 抗體藥物複合體上的抗體把化療藥物由血液帶到有表現抗原的癌細胞附近

② 抗體和抗原後結合後，把抗體藥物複合體和抗原帶入細胞中

癌細胞

③ 抗體藥物複合體進入癌細胞後，抗體和化療藥物分離

化療藥物被釋放到癌細胞內 ④

癌細胞

⑤ 化療藥物藉由破壞癌細胞的 DNA，殺死癌細胞

⑥ 部分化療藥物會被排放到癌細胞周圍，殺死附近的癌細

5. 標靶藥物新夥伴

- 施金元（臺大醫院胸腔內科主任）
- 吳尚俊（臺大醫院癌醫中心分院綜合內科部副主任）

◎ EGFR 外顯子 20 插入

　　肺癌帶有 EGFR 基因突變，雖然有標靶藥物使用，但是針對其中一種突變，外顯子 20 插入，上述提到的第一代、第二代，甚至第三代 EGFR 標靶藥物卻是沒有效的，因此，早期這類病人都是以接受化學治療為主要的標準治療，但近幾年來，有個藥物，肺倍恩（Rybrevant®），已經證實有臨床療效，肺倍恩為針劑型藥物，病人需要接受靜脈注射，有部分的病人剛接受治療時，會有注射相關反應的副作用，藉由事先給予相關的預防性藥物，可以減少注射相關反應副作用的發生。

◎ MET 外顯子 14 跳讀式突變

　　MET 基因的突變型態有很多種，包括：外顯子 14 跳讀式、點突變、基因拷貝數增加、甚至融合基因。目前藥物發展上，有取得台灣藥物食品管理局的使用認證於 MET 外顯子 14 跳讀式突變的病人，目前，市面上有兩個藥物可以治療，分別是：德邁特（Tepmetko®）、泰芮塔（Tabrecta®）。而德邁特（Tepmetko®）已經可以藉由附上醫療紀錄及突變報告申請，而獲得健給付。

◎ RET 基因融合

RET 基因融合大約佔非小細胞肺癌病人的 1~2%，目前台灣藥物食品管理局已經核可兩個標靶藥物，銳癌寧（Retsvemo®）及普吉華（Gavreto®），可使用於帶有 RET 基因融合陽性的病人。兩者的治療效果並無太大的差別，但副作用卻不同，因此，請和您的醫師請教及討論後決定。

◎ Kras-G12C

Kras 為肺癌中常見的基因突變，特別是在歐美的肺癌病人，其腫瘤帶有此基因突變比亞洲人高，雖然很早就發現這個基因突變會引發肺癌的產生，但一直沒有發展出相對應的標靶藥物，一直到近幾年，終於開發出一個藥物，洛滿舒（Lumakras®），可以針對 Kras 基因突變中的點突變 G12C，當然，後續還有其他藥物也正在進行量床試驗中。

◎ 標靶藥物抗藥性的處理

另外，當抗藥性發生的時候，會建議再次進行切片，以確定產生抗藥性的原因，例如產生第二種基因突變，例如：EGFR-T790M，此時就可以向健保局申請第三代泰格莎進行治療，當然也可能產生其他不同的基因突變，甚至從原本的肺腺癌，變成小細胞肺癌或是鱗狀上皮癌，此時，後續的治療將完全不同於標靶藥物，因此，再次進行切片已經越來越被認為是必要的。

6. 免疫治療新進展

■ **楊景堯**（臺大醫院胸腔內科主治醫師／臨床副教授）

　　近年來，免疫治療在可切除的早期肺癌，特別是第二到第三期，有許多新的進展。就術後的輔助治療方面，研究顯示在輔助性的化學治療之後，追加免疫治療一年，可進一步降低術後復發的機率，而在表現高 PD-L1 的腫瘤上效果較佳。

第二到三期：可切除的非小細胞肺癌

化學免疫合併治療（可考慮）手術 ➡ 輔助性免疫治療

或

手術 ➡ 輔助性化療 ➡ 輔助性免疫治療

　　此外，在手術之前，研究也顯示先進行三到四個療程的化學免疫合併治療，可在手術之前就殺死較多的腫瘤細胞，降低術後復發的機率。

　　而在無法切除的第三期肺癌，接受化學合併放射線治療後，亦可給予一年的免疫治療做鞏固治療，復發率亦可進一步減少。簡單整理早期肺癌免疫治療的可考慮應用如下：

第三期：無法切除的非小細胞肺癌

化學合併放射治療 ➡ 鞏固性免疫治療

Dr.Me健康系列 HD0171X

最強臺大肺癌團隊傳授6階段抗癌計畫
完全解析肺癌診治照護全書【最新增訂版】

總 策 畫／余忠仁
作 者 群／34位臺大醫院肺癌多專科診療團隊
選　　書／林小鈴
主　　編／陳玉春
採訪整理／梁志君

行銷經理／王維君
業務經理／羅越華
總 編 輯／林小鈴
發 行 人／何飛鵬

出　　版／原水文化
　　　　　台北市民生東路二段141號8樓
　　　　　電話：02-2500-7008
　　　　　傳真：02-2502-7676
　　　　　原水部落格：http://citeh2o.pixnet.net
發　　行／英屬蓋曼群島商家庭傳媒股份有限公司城邦分公司
　　　　　台北市中山區民生東路二段141號11樓
　　　　　書虫客服服務專線：02-25007718；02-25007719
　　　　　24小時傳真專線：02-25001990；02-25001991
　　　　　服務時間：週一至週五上午09:30-12:00；下午13:30-17:00
讀者服務信箱E-mail：service@readingclub.com.tw
劃撥帳號／19863813；戶名：書虫股份有限公司
香港發行／城邦（香港）出版集團有限公司
　　　　　香港灣仔駱克道193號東超商業中心1樓
　　　　　電話：852-2508-6231　傳真：852-2578-9337
　　　　　電郵：hkcite@biznetvigator.com
馬新發行／城邦（馬新）出版集團 Cite (M) Sdn Bhd
　　　　　41, Jalan Radin Anum, Bandar Baru Sri Petaling,
　　　　　57000 Kuala Lumpur, Malaysia.
　　　　　電話：(603)90563833　傳真：(603)90576622
　　　　　電郵：services@cite.my

城邦讀書花園
www.cite.com.tw

美術設計／張曉珍
攝　　影／梁忠賢
繪　　圖／盧宏烈
運動示範／王子菱
製版印刷／科億資訊科技有限公司
初　　版／2020年8月20日
二版一刷／2023年11月16日
定　　價／550元
ISBN：978-626-7268-62-9（平裝）
ISBN：978-626-7268-65-0（EPUB）
有著作權・翻印必究（缺頁或破損請寄回更換）

國家圖書館出版品預行編目資料

完全解析肺癌診治照護全書：最強臺大肺癌團
隊傳授6階段抗癌計畫【最新增訂版】/34位臺
大醫院肺癌多專科診療團隊作. -- 二版. -- 臺北
市：原水文化出版：英屬蓋曼群島商家庭傳媒
股份有限公司城邦分公司發行, 2023.11　面；
　公分. --（Dr.Me健康系列；HD0171X）
ISBN 978-626-7268-62-9（平裝）

1.CST: 肺癌

415.4682　　　　　　　　　　　112017040

特別感謝：臺大醫學院癌醫中心醫院公關部提供圖片。

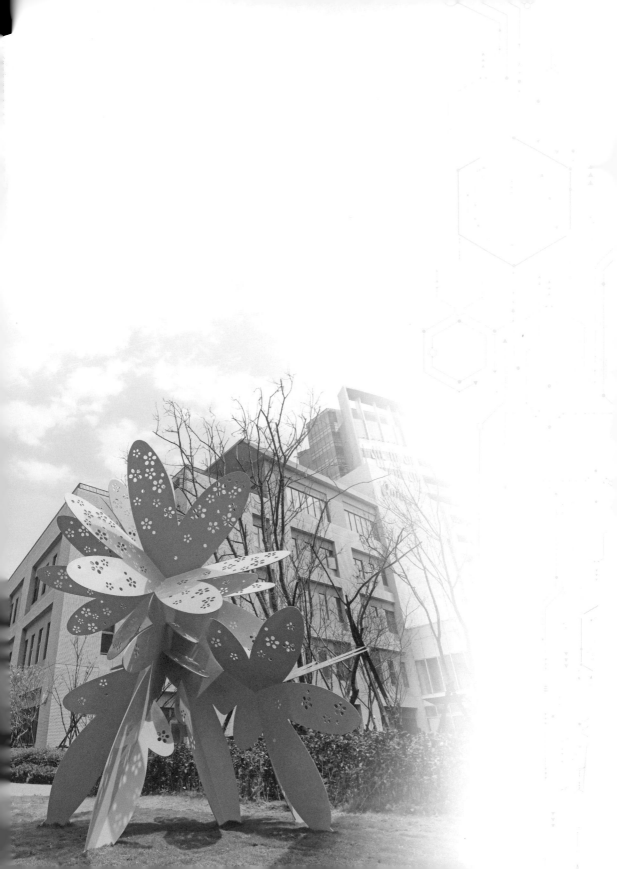

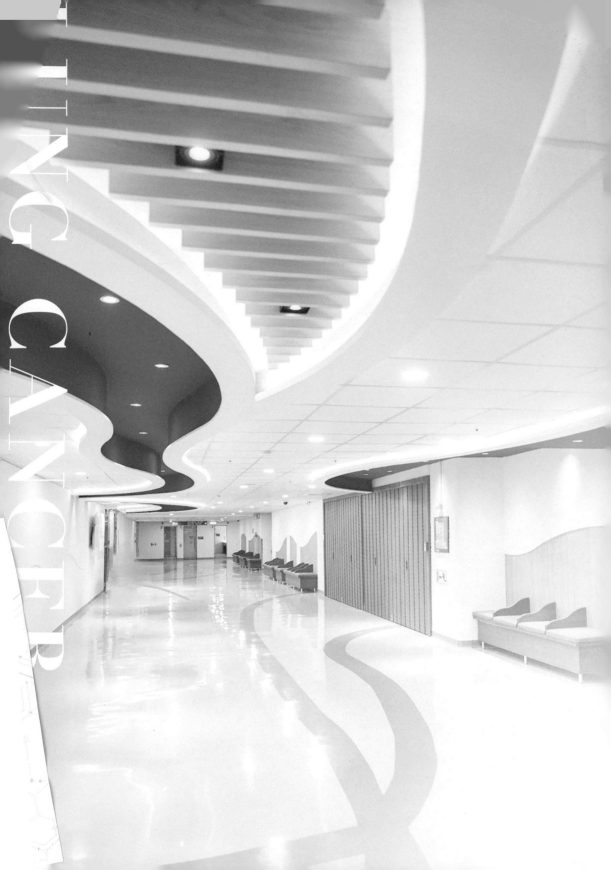